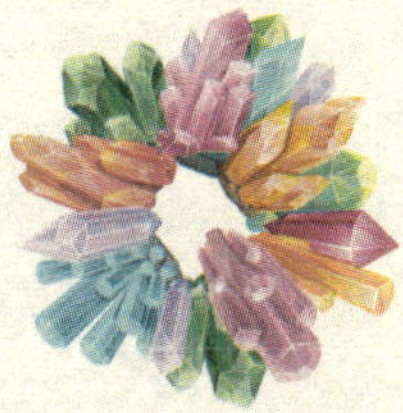

KAREN FRAZIER

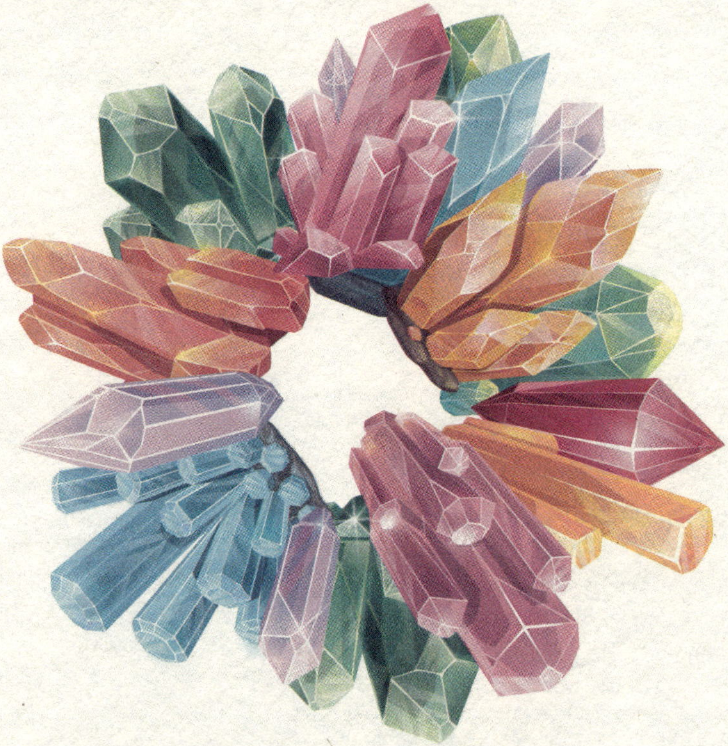

Cristales para la sanación

GUÍA REFERENCIAL COMPLETA CON REMEDIOS PARA LA MENTE, EL ALMA Y EL CORAZÓN

CONCIENCIA EXPANDIDA

aquari

Obra editada en colaboración con Editorial Planeta – Perú

Título original: *Crystals for Healing: The Complete Reference Guide with Over 200 Remedies for Mind, Heart & Soul*

Bajo el sello editorial AQUARI M.R.
Avenida Presidente Masarik núm. 111,
Piso 2, Polanco V Sección, Miguel Hidalgo
C.P. 11560, Ciudad de México
www.planetadelibros.com.mx

Diseño de portada e interiores: Departamento de Diseño de Ediciones Aquari
Ilustración de portada: depositphotos.com - Seamartini
Corrección de estilo: Elizabeht Bautista Toledano
Fotografía de autor: Tristan David Luciotti

Interior photography © Alamy/The Natural History Museum, p. 249; iStock/only_fabrizio, p. 258; iStock/KatarzynaBialasiewicz, p. 262; Getty Images/Ron Evans, p. 265; iStock/joannabrouwers, p. 266; Getty Images/fullempty, p. 268; iStock/Nastya22, p. 303; iStock/Nastya22, p. 313; Getty Images/Ron Evans, p. 320; iStock/Epitavi, p. 329; Alamy/Science Photo Library, p. 332; 123RF/Andy Koehler, p. 343 All other images, Shutterstock.

Primera edición impresa en Perú: agosto de 2022
ISBN: 978-612-5083-01-2

Primera edición impresa en México: octubre de 2022
ISBN: 978-607-07-9251-9

Impreso en los talleres de Impregráfica Digital, S.A. de C.V.
Av. Coyoacán 100-D, Valle Norte, Benito Juárez
Ciudad De Mexico, C.P. 03103
Impreso en México – *Printed in Mexico*

Índice

Agradecimientos

He sido muy bendecida por tener mentores, amigos y seres queridos que me han apoyado maravillosamente en mi vida mientras avanzaba en mi viaje metafísico y espiritual. Me gustaría agradecer a las siguientes personas: Jim Frazier, Tanner Koenen, Kevin Frazier, Patty Valdez, Howard Batie, Michaela Rand, Ashley Barrett, Cheryl Knight, Chad Wilson, Chuck Gotski, todo el equipo de South Sound Paranormal Research, Stacy Wagner-Kinnear, y los muchos otros maravillosos amigos, maestros, editores, compañeros y almas con las que me he encontrado.

Introducción

El uso de cristales para la curación espiritual, emocional, mental y física es una práctica milenaria que se remonta a miles de años atrás. Hoy en día, en el mundo moderno, la curación con cristales se sigue utilizando, confiando en las vibraciones de las piedras antiguas como remedio para aquello que nos afecta.

Como maestra de reiki Usui, sanadora energética y ministra metafísica ordenada, he incorporado los cristales a mi trabajo de sanación desde hace varios años atrás. En mi práctica de curación los utilizo para enfocar la energía emocional y espiritual con el fin de lograr un cambio positivo.

Los cristales también han sido importantes en mi propio viaje de sanación: trabajo con ellos diariamente para enfocar mi meditación, mejorar mi conexión con lo espiritual y mi ser superior, y hacer ajustes cuando experimento algún tipo de bloqueo mental, espiritual o emocional. Por ejemplo, he utilizado los cristales para lograr el perdón, así como para superar el dolor tras la reciente muerte de un ser querido. A menudo trabajo con ellos para estimular la inspiración y la creatividad, y para centrar mi intuición.

Existe una profunda conexión entre la mente, el cuerpo y el espíritu. El desequilibrio afecta a todos los aspectos de la vida, incluidas las relaciones, la carrera, las aficiones, las emociones e incluso la salud física. Lo aprendí por las malas cuando era joven. Estaba desequilibrada porque era demasiado cerebral, pasaba demasiado tiempo en mi mente que descuidaba mi cuerpo y mi alma. Este desequilibrio me llevó a la enfermedad y a la infelicidad, y pasé la mayor parte de mis veinte años a la deriva, con numerosas relaciones rotas, cambios de trabajo, proyectos inacabados y diferentes direcciones para demostrarlo.

Tenía treinta y tantos años cuando todo cambió. Acababa de pasar por la ruptura de otra relación y había perdido recientemente un trabajo que me gustaba. En medio de todo esto, desarrollé un dolor de garganta que persistía, sin importar lo que intentara. Fui a varios médicos, pero no pudieron tratar mi dolor porque no encontraron una causa física. A medida que el dolor empeoraba y la duración se alargaba de semanas a meses, decidí probar una terapia alternativa. Encontré un médico que también practicaba técnicas de curación energética.

Estaba mentalmente clara y sentí una conexión con el espíritu que durante tantos años se me había escapado.

Con gran escepticismo acudí a mi cita. En la consulta, la doctora me hizo acostar de espaldas en su camilla y colocó una piedra verde en medio de mi pecho y una azul en el centro de mi garganta. Después puso sus manos suavemente sobre mi coronilla. Sentí una oleada de energía y, por razones que no pude comprender, rompí a llorar. Seguí sollozando durante el resto del tratamiento y durante todo el camino a casa mientras iba en mi auto. Lloré durante el resto del día hasta que me fui a dormir.

Cuando desperté, me sentía fantástica. El dolor de garganta había desaparecido y me veía más viva y entusiasta que en mucho tiempo. Estaba mentalmente despejada y sentía una conexión con el espíritu que se me había escapado por tanto tiempo. Resultó que mi dolor de garganta no provenía de ninguna fuente física, sino de una espiritual y emocional que tenía que ver con hablar y vivir mi verdad. Al limpiar el bloqueo de energía que existía en mi garganta pude liberar el dolor espiritual y emocional que había estado cargando, lo que causó una liberación del dolor físico.

Esa única visita fue el comienzo de una serie de cambios positivos en mi vida, los cuales me han llevado a un lugar de gran alegría, paz y creatividad que ha durado hasta ahora, es decir, casi veinte años. A pesar de mi escepticismo inicial, mi primera cita en la oficina de un sanador energético me llevó a los cristales y a la sanación energética, y me dio el poder de vivir la vida que mi alma quería. Por eso estoy tan emocionada de compartir la sanación con cristales contigo, porque es una herramienta maravillosa para encontrar tu propio empoderamiento espiritual, mental y emocional, y para que tú también puedas llevar una vida que realmente te fortalezca y te traiga alegría.

1

CAPÍTULO

Los fundamentos de la sanación con cristales

¿Cómo puede una piedra provocar la curación? Al fin y al cabo, los cristales son solo piedras bonitas, ¿no? Si bien es cierto todos los cristales son piedras, cada uno tiene una estructura única que le confiere sus propias propiedades energéticas. Los curanderos, los santeros y los chamanes conocen estas propiedades desde hace milenios. Por ello, las culturas de toda la historia han incorporado los cristales en sus prácticas espirituales y curativas, y se han encontrado referencias al uso de estas piedras energéticas en diversos textos sagrados y en yacimientos arqueológicos. Hoy en día se siguen utilizando los cristales para la curación, y con la información que encontrarás en este libro podrás empezar a poner en práctica todo lo que irás aprendiendo.

Todo comienza con la energía

Según el físico Nikola Tesla, «si quieres encontrar los secretos del universo, piensa en términos de energía, frecuencia y vibración». La energía es donde se encuentran los secretos de los cristales.

Energía y vibración

En 1905, Albert Einstein demostró la relación existente entre la materia y la energía en su teoría especial de la relatividad. Más de un siglo después, el físico francés Laurent Lellouch completó los cálculos que verificaban esta importante relación a nivel subatómico, demostrando así que la masa podía convertirse en energía. Quizá la mejor manera de aclarar esta relación en el mundo real sea con la energía nuclear, que resulta de la conversión de la materia en energía.

Como han demostrado Einstein y otros investigadores, dentro de cada objeto del Universo hay alguna forma de energía. Cyndi Dale, en su libro *The subtle body. An encyclopedia of your energetic anatomy,* describe las energías sutiles arremolinadas que subyacen a toda la realidad física y forman la base de toda la materia. Tú y todo lo que te rodea, según Dale, están hechos de energía. Esto es cierto tanto para los objetos vivos (por ejemplo, los seres humanos) como para los objetos que se perciben como inanimados (los cristales). Aquí es donde los seres humanos y los cristales se unen: la energía y la vibración.

Todos los objetos energéticos vibran, aunque esa vibración suele ser indetectable por nuestros cinco sentidos. Sin embargo, la ciencia demuestra que la vibración existe y que cada objeto tiene su propia y única firma vibratoria. En los seres humanos, esta firma energética también existe, solo que en forma de cuerpos energéticos sutiles, es decir:

- **Chakras:** centros energéticos del cuerpo (explicados con más detalle en las páginas 26 y 27).
- **Meridianos:** vías energéticas que recorren el cuerpo.

- **Auras:** campos de energía que rodean el cuerpo humano y que nos permiten detectar nuestra propia energía y la de los demás; se hallan mediante cámaras especiales en un proceso conocido como cámara Kirlian.

Los cristales, al igual que nuestros cuerpos, tienen auras y vibraciones propias, y la interacción entre la energía de los cristales y la de los humanos puede afectar nuestras vibraciones. El uso de los cristales nos ayuda a modular nuestra firma energética, lo que puede provocar diversos tipos de curación. La cristaloterapia es una de las técnicas de curación energética que pueden cambiar la frecuencia con la que vibramos.

La curación energética a través de los tiempos

Nuestra comprensión actual de la energía como una fuerza constante en el Universo que siempre está cambiando no se articuló hasta finales del siglo XIX. Aunque la gente carecía de una forma de expresar cómo la energía afecta al cuerpo en un sentido molecular, las modalidades de curación energética eran populares en muchas culturas y épocas.

En la antigua India (al igual que en la actualidad), los practicantes del Ayurveda describían la fuerza vital que todos poseen como *prana*. La debilidad y la enfermedad son el resultado de la falta del *prana* que fluye por el cuerpo, por lo que restablecer el flujo del *prana* es esencial para la salud. En la antigua medicina china, los médicos trabajaban con el *Chi* (o *Qi*), una energía vital similar al *prana*. Cuando las dos fuerzas opuestas del *Chi* —el *yin* y el *yang*— estaban desequilibradas, podía producirse una enfermedad, por lo que la terapia trataba de reequilibrar estas importantes fuerzas. (Los practicantes de la medicina tradicional china siguen utilizando estos principios en la actualidad). Los antiguos curanderos egipcios utilizaban piedras y otras técnicas energéticas para diagnosticar y tratar las enfermedades, y en la antigua Grecia, los curanderos creían que el cuerpo tenía cinco humores (tipos de fluidos o temperamentos) y que la curación consistía en equilibrarlos mediante la medicina y el trabajo energético.

En los tiempos modernos, Mikao Usui, quien desarrolló la técnica de curación energética del reiki, creía que seres iluminados, como Buda y Jesús, utilizaban una energía universal para su trabajo de curación. Otra forma de trabajo energético moderno es la quiropráctica, en la que los profesionales afirman que están eliminando bloqueos óseos (subluxaciones) para que la energía nerviosa pueda fluir libremente por todo el cuerpo. Justamente, el hecho de que los nervios conduzcan señales energéticas demuestra lo importante que es la energía en nuestra anatomía. Finalmente, entre otros tipos de curación energética que tenemos encontramos el chios, el toque cuántico, el deeksha, la limpieza del aura, la acupuntura y muchos otros tipos de medicina energética que aportan equilibrio y curación emocional, espiritual y física.

¿Qué son los cristales?

Los gemólogos y los geólogos definen los cristales como objetos sólidos con átomos organizados en un patrón repetitivo conocido como red cristalina. Hay siete patrones de red distintos que se pueden encontrar en los cristales; y si una piedra no tiene uno de estos entramados, no es un cristal. A efectos de este trabajo, los cristales curativos también pueden definirse como minerales, rocas y piedras preciosas con propiedades energéticas que pueden influir en el campo energético humano.

- **Minerales:** son sustancias naturales con un patrón altamente ordenado que se forma geológicamente y es típicamente cristalino en estructura. Mientras que algunos minerales tienen una red cristalina que los clasifica como cristales, otros no la tienen.

- **Rocas:** son agregados de minerales que no tienen una única composición física específica.
- **Gemas:** son rocas, cristales o minerales cortados y pulidos que resultan atractivos y deseables para el ser humano y, por lo tanto, se les asigna un valor monetario. En función de su calidad y rareza, las piedras preciosas se clasifican como semipreciosas o preciosas. Por ejemplo, los diamantes y los rubíes son piedras preciosas, mientras que los granates y el cuarzo son piedras semipreciosas.

Textos sagrados y la conexión energética

Los libros sagrados de varias religiones hablan de la importancia de la fuerza vital (en otras palabras, la energía), tanto en la salud espiritual y emocional como física de la humanidad.

En la Biblia se dice «Esa energía es la energía de Dios, una energía que está en lo más profundo de ti, Dios mismo quiere y trabaja en lo que más le complace» (Filipenses 2:13). En el Evangelio de San Juan, Jesús cura a los enfermos utilizando la energía de Dios y la oración.

Los vedas hindúes hablan del *prana*, la fuerza vital que recorre a todos los seres vivos. Según el Yajurveda, «hay once en la energía vital (*prana*), que existen por su propia virtud (oído, piel, ojo, lengua, nariz, habla, manos, piernas, dos órganos de excreción y la mente: son órganos de percepción y volición)».

Buda también señaló la energía al definir los siete factores de la iluminación: atención plena, investigación del *dharma* (leyes cósmicas), energía, alegría o arrebato, relajación y tranquilidad, concentración y ecuanimidad.

El Corán describe que la energía de Dios cura la mente, el corazón y el cuerpo de los creyentes: «Y cuando estoy enfermo, es Dios quien me cura» (Los Poetas 26:80).

Los seguidores de la Cábala, la rama mística del judaísmo, estudian el Zohar, una colección de comentarios que revelan la esencia espiritual de la Torá. El Zohar señala que, cuando una parte de la Torá (conocida como Pinechas) se lee en voz alta una vez al año durante el Sabbath, aquellos que escuchan con el corazón abierto y con remordimiento por las faltas cometidas anteriormente (incluso sin ningún conocimiento del hebreo) pueden experimentar una gran luz sanadora.

Lo natural frente a lo artificial

Con la tecnología actual se puede simular algunos cristales mediante diversos procesos de fabricación. Los cristales naturales se han formado en la Tierra durante millones de años, mientras que los cristales simulados se crean en un laboratorio. Los cristales naturales suelen tener pequeñas imperfecciones o inclusiones, pero sus homólogos artificiales suelen ser impecables. Asimismo, los cristales naturales pueden ser teñidos o alterados por el calor; por su parte, los cristales alterados y fabricados tienen menos valor monetario que los naturales.

Pese a que ambos pueden ser igual de bellos, los cristales naturales tienen mayores propiedades curativas. Si bien es cierto los cristales artificiales pueden contener mucha menos energía o proporcionar resultados menos predecibles, estos no carecen por completo de energía curativa, aunque pueden reaccionar de forma diferente o suministrar una energía más débil.

El poder de los cristales

Los cristales pueden ayudarte emocional, mental, espiritual y físicamente. Aunque este libro se centra en la curación emocional, mental y espiritual, muchas personas utilizan los cristales como terapia complementaria a la medicina occidental tradicional cuando tienen un problema físico o una enfermedad. Por ejemplo, yo me acuesto y me pongo cristales de selenita (yeso) en la frente durante 20 minutos cada vez que tengo una migraña. Hacer esto suele reducir la intensidad del dolor de cabeza o hacer que este desaparezca por completo. Siempre pruebo la selenita antes de tomar cualquier medicamento para la migraña o de probar otras terapias. De forma muy similar, muchas otras personas utilizan los cristales para ayudar a la curación física o a la alteración de los síntomas físicos.

Cuando se trata de la curación emocional, mental y espiritual, entre los muchos beneficios de los cristales tenemos los siguientes:

- **Los cristales te ayudan a sintonizar con tu intuición.** Los seres humanos son intuitivos por naturaleza, aunque muchos de nosotros nos vemos tan inmersos en el ajetreo de nuestra vida diaria que no escuchamos los destellos de intuición que recibimos. Los cristales pueden ayudarte a concentrar en la guía de tu voz interior.
- **Los cristales pueden añadir enfoque a tus prácticas de meditación, visualización y afirmación.** Si estás luchando por conseguir que tu vida se mueva en la dirección correcta, la meditación, la afirmación y la visualización, junto con el uso de cristales, pueden ayudar a concentrar la energía que necesitas para lograr el cambio deseado. Esta es una forma poderosa de dirigir tu energía en una dirección positiva.
- **Los cristales pueden eliminar los bloqueos emocionales.** A veces, cuando experimentamos un trauma emocional, podemos crear bloqueos emocionales autoprotectores que nos impiden avanzar en nuestras vidas. Trabajar con los cristales adecuados puede ayudarte a eliminar estos bloqueos y permitirte avanzar.
- **Los cristales pueden limpiar personas y espacios.** Mucha gente utiliza los cristales para limpiar y despejar la energía negativa de los espacios o los patrones de pensamiento negativos de las personas. Cuando tengo una experiencia negativa en mi casa, utilizo cristales para limpiar la zona y protegerla de futuras negatividades.
- **Los cristales pueden estimular la creatividad y las ideas.** Yo interactúo con varios cristales cerca en mi espacio de trabajo porque mi trabajo requiere mucho pensamiento y movimiento creativo. Si colocas estratégicamente los cristales en tu espacio de trabajo, puedes crear un entorno energético que te permita pensar y resolver problemas de forma creativa.

Cómo los cristales atraen el cambio

Toda la materia de la Tierra tiene una frecuencia vibratoria. Aunque todos estamos hechos de la misma materia —energía pura—, nos las arreglamos para mantener la ilusión de separación porque vibramos a diferentes frecuencias. La vibración es importante para lo que somos, la energía que emitimos y la forma en que nos relacionamos. Incluso utilizamos un término de argot para referirnos a alguien con quien sentimos una afinidad instantánea, diciendo que «vibramos» con esa persona. Esta afirmación es mucho más cierta de lo que mucha gente cree. Como criaturas de energía, tendemos a atraer a personas, situaciones y objetos que vibran en una frecuencia similar a la nuestra.

El papel de la meditación

La meditación es una parte importante del trabajo energético. Yo medito a diario y recomiendo a los demás una meditación diaria de 10 a 20 minutos. La meditación ayuda a establecer la intención (la dirección que pretendes que tomen tu vida y tus acciones); y es importante para establecer una conexión con el campo energético, así como para crear receptividad a la energía de los cristales o cualquier otra forma de trabajo energético.

Solía pensar que no podía meditar porque me sentaba para aclarar mi mente y me encontraba pensando en una docena de cosas diferentes en lugar de liberar mi mente de todos los pensamientos y «abrazar el vacío». Esto es muy común, y es una de las principales razones por las que la gente decide no meditar. Simplemente, parece demasiado difícil.

Despejar la mente no siempre es fácil. Afortunadamente, esta no es la única forma de meditar. Hay muchos tipos de meditación que puedes utilizar para conectarte con la energía espiritual, como las imágenes guiadas, la meditación de atención plena, el canto de mantras, el movimiento repetitivo o meditativo, la visualización de resultados positivos o la formulación de afirmaciones. Cada una de estas formas de meditación puede ayudarte a conectar con tu campo energético y abrirte a los efectos positivos de los cristales que estás utilizando.

Meditación para la calma

Siéntate tranquilamente, en una posición cómoda, en un lugar donde no te molesten.

Sostén un cristal de amatista en tus manos y colócalo en tu regazo.

Cierra los ojos y respira profundamente diez veces, expandiendo el aire hacia el pecho.

Mientras respiras, relaja suavemente los músculos, empezando por la cabeza y bajando por el cuerpo hasta los pies.

Al inhalar, repítete a ti mismo «Inhalo paz». Al exhalar, repítete a ti mismo «Exhalo tensión y estrés».

Continúa durante 15 minutos.

Meditación para el perdón

Siéntate tranquilamente, en una posición cómoda, en un lugar donde sea poco probable que te molesten.

Sostén un cristal de cuarzo rosa suavemente entre tus manos y coloca ambas manos sobre el centro de tu pecho, en el chakra del corazón (ver páginas 26 y 27).

Cierra los ojos y respira suavemente. Observa tu respiración y no intentes controlarla.

Centra tu atención en tu corazón mientras te repites la siguiente afirmación: «Abro mi corazón al amor y al perdón».

Visualiza a la persona a la que intentas perdonar. En el ojo de tu mente, rodea a esa persona con una luz blanca, diciendo «Te rodeo con una luz blanca de amor y te libero hacia un futuro positivo».

Cuando te sientas preparado, abre los ojos.

Sin embargo, nuestra vibración varía de un día a otro y de una situación a otra. Esto depende de una serie de factores como, por ejemplo, nuestro estado de ánimo o nuestras emociones, lo que introducimos en nuestro cuerpo, cómo nos cuidamos, el tiempo que le dedicamos a actividades espirituales y las carreras y tareas que elegimos. Como humanos, a menudo somos rápidos en los cambios de humor e inconsistentes en nuestros hábitos, por lo que nuestras vibraciones suben y bajan. Las vibraciones más bajas tienden a llevarnos a situaciones menos cómodas o dolorosas, mientras que las vibraciones más altas nos ayudan a atraer los cambios positivos que queremos en nuestras vidas.

A diferencia de los humanos, los cristales mantienen una vibración constante. Debido a su estructura cristalina, la mayoría vibra a niveles relativamente altos, y algunos tienen vibraciones extremadamente altas. Cuando ponemos estos cristales en contacto o en proximidad con nosotros mismos, podemos utilizarlos para sintonizar nuestras propias vibraciones a un nivel superior. Al hacerlo, podemos elevar nuestro estado de ánimo, centrar nuestra mente y provocar el cambio deseado.

Utilizar los cristales no tiene por qué ser difícil. Puedes sostenerlos en tus manos, colocarlos en tus bolsillos o ponerlos en un escritorio a tu lado. Puedes colocarlos bajo tu almohada o pegar algunos en la base de tu sillón favorito. Puedes acostarte en posición supina con los cristales colocados estratégicamente en tus chakras o colocar, suavemente, uno sobre tu tercer ojo (ver páginas 26 y 27). No hay muchas formas incorrectas de utilizar los cristales.

Cristales y chakras

Aunque no es necesario conocer o entender los chakras al utilizar los cristales para la curación, combinar los cristales con el trabajo de los chakras puede ayudar a que la curación sea más poderosa. Con algo de información básica sobre los chakras, puedes aprovechar la sinergia de la energía de los cristales y tus chakras para hacer cambios poderosos.

¿Qué son los chakras?

Los chakras son centros de energía que existen en el cuerpo de cada ser humano. Tenemos siete chakras, los cuales se encuentran a lo largo de toda la columna vertebral. Cada chakra está asociado a un color, así como a ciertas cualidades o habilidades. Estos son los siete chakras:

- **Primer chakra:** el chakra raíz o base, que se encuentra en la base del coxis.
- **Segundo chakra:** el chakra sacro, que se encuentra cerca del ombligo.
- **Tercer chakra:** el chakra del plexo solar, que se encuentra en el plexo solar o en la base del esternón.
- **Cuarto chakra:** el chakra del corazón, que se encuentra en el centro del pecho.
- **Quinto chakra:** el chakra de la garganta, que se encuentra sobre la nuez de adán.
- **Sexto chakra:** el tercer ojo o chakra de la frente, que se encuentra en el centro de la frente.
- **Séptimo chakra:** el chakra de la corona, que se encuentra en la parte superior de la cabeza.

También tenemos otros chakras; estos se extienden hacia nuestro campo energético, pero los que menciono son los siete chakras básicos que se corresponden con nuestro cuerpo físico. La energía fluye a través de estos chakras y se dirige por todo el cuerpo. A veces, uno o más de los chakras pueden bloquearse o desequilibrarse, impidiendo el flujo de energía; esto puede producirse como resultado de un trauma, una enfermedad, el consumo de sustancias, un trastorno emocional u otros problemas.

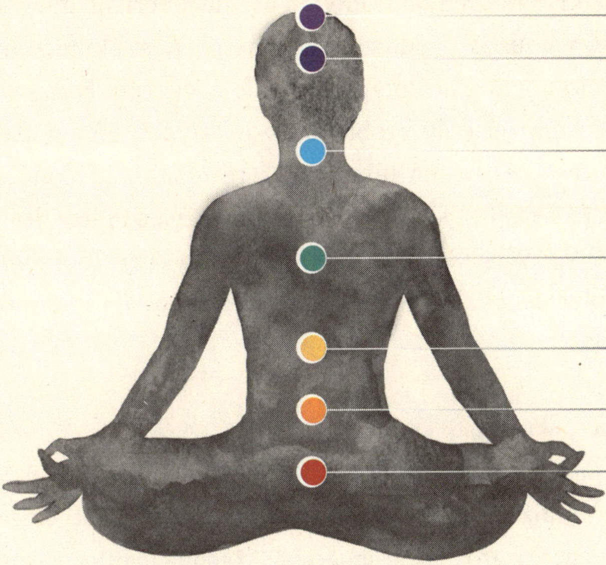

Según la sanadora intuitiva y autora Caroline Myss, los bloqueos o desequilibrios en los chakras pueden corresponder a diferentes problemas físicos y emocionales. Por ejemplo, los bloqueos del chakra raíz, que está relacionado con el sentido de pertenencia a un grupo, pueden causar problemas físicos y emocionales, como el dolor de espalda o la adicción. Los bloqueos del chakra del corazón, que está relacionado con el amor, pueden causar problemas cardiacos, cáncer de mama o incapacidad de superar un duelo.

Cada uno de los chakras corresponde a un color o colores. Estos colores surgen de la frecuencia de la vibración energética de ese chakra. Por lo tanto, cuando se trabaje con cristales y chakras juntos, hay que elegir colores similares para ayudar a que el chakra vibre en la frecuencia adecuada.

Dirigiendo la sanación de los chakras con cristales

Cuando los chakras están bloqueados, el uso de un cristal que vibre a la frecuencia adecuada puede ayudar a despejar el bloqueo, restaurando el flujo normal de energía en todo el cuerpo. Esto puede ayudar a sanar una serie de problemas espirituales, emocionales, mentales o físicos que pueden surgir como resultado del bloqueo.

Para utilizar los cristales acuéstate de espaldas, con los ojos cerrados y el cristal colocado o tocando el chakra correspondiente. Visualiza el color del chakra, con la energía fluyendo libremente a través del chakra.

Primer chakra (raíz o base)

- **Color:** rojo
- **Cualidades:** enraizamiento, conexión con las emociones, seguridad y protección, encontrar tu lugar en grupos como la familia, la comunidad y la sociedad.
- **Cristales:** granate, hematita, calcita roja, jaspe rojo, obsidiana.

Segundo chakra (sacro)

- **Color:** naranja
- **Cualidades:** poder personal, sexualidad, creatividad.
- **Cristales:** ámbar, cornalina, calcita naranja, piedra lunar melocotón, piedra solar.

Tercer chakra (plexo solar)

- **Color:** amarillo
- **Cualidades:** autoestima, prosperidad, identidad propia, código moral.
- **Cristales:** ámbar, citrino, topacio, ojo de tigre amarillo, circón amarillo.

Cuarto chakra (corazón)

- **Color:** verde
- **Cualidades:** amor, equilibrio, perdón, integración, compasión.

- **Cristales:** esmeralda, calcita verde, cianita verde, peridoto, cuarzo rosa.

Quinto chakra (garganta)

- **Color:** azul
- **Cualidades:** verdad interior, autoexpresión, comunicación, honestidad, integridad.
- **Cristales:** cianita azul, celestita, iolita, lapislázuli, sodalita.

Sexto chakra (tercer ojo o frente)

- **Color:** violeta/índigo
- **Cualidades:** intuición, perspicacia, creencias y actitudes, claridad mental.
- **Cristales:** amatista, fluorita, lepidolita, sugilita, tanzanita.

Séptimo chakra (corona)

- **Color:** blanco, rosa, violeta.
- **Cualidades:** conexión con el espíritu o lo Divino, conciencia, conexión universal, unidad.
- **Cristales:** cuarzo claro, diamante Herkimer, labradorita, piedra lunar, selenita.

Rejillas de cristal

Otra forma de amplificar el poder de los cristales para la curación es utilizando rejillas de cristales. Mientras que el uso de un solo cristal es una forma efectiva de modular la energía, el uso de múltiples cristales en una rejilla aumenta el poder de manera exponencial.

¿Qué son las rejillas de cristal?

Las rejillas de cristal son un grupo de cristales colocados en un patrón geométrico en un área elegida —una mesa, por ejemplo—, y son programados con la intención de provocar la curación. Para crear una rejilla de cristal necesitas un mínimo de cuatro cristales, aunque algunas rejillas tienen más. Puedes utilizar un solo tipo de cristal o una combinación de estos, dependiendo de tu intención para la rejilla. Los cristales pueden ser de cualquier tamaño o forma (ver páginas 40 y 41) para un análisis de las formas). Mucha gente prefiere utilizar puntas de cristal para hacer sus rejillas, debido a que las puntas pueden concentrar la energía en la dirección de la terminación, es decir, en el lugar donde el cristal llega a un punto.

Las rejillas de cristal se pueden crear para amplificar el poder de los cristales, para proteger o limpiar espacios, o para dirigir la curación hacia otra persona. La piedra central suele ser más grande que el resto; las piedras pequeñas se ubican en un patrón geométrico alrededor de la piedra central. Puedes crear cuadrados, rectángulos, círculos, romboides, triángulos y formas similares, dependiendo del número de piedras que utilices. Aunque las cuadrículas no tienen que ser necesariamente geométricas, este es un buen punto de partida.

Pautas para hacer una rejilla

Si quieres hacer tu propia rejilla de cristales, ten en cuenta las siguientes pautas:

1. Limpia y carga los cristales antes de empezar (ver páginas 51-53 para aprender sobre la limpieza y la carga).
2. Comienza con la piedra central. En general, la piedra central puede ser más grande, de un tipo diferente o de una forma distinta a los otros cristales de la rejilla.

3. Elige tu patrón geométrico básico. Coloca los cristales en intervalos uniformes alrededor de la piedra central para crear ese patrón. Por ejemplo, para una cuadrícula cuadrada, utiliza cinco piedras; coloca la piedra central en el centro y luego coloca cuatro piedras de las esquinas a distancias iguales alrededor de la piedra central para crear un cuadrado. Utiliza siempre el mismo número de cristales en cada lado del patrón para mantener la simetría.
4. Después de colocar la rejilla, utiliza el dedo para trazar una línea imaginaria desde una piedra de esquina hasta la siguiente. A continuación, traza líneas desde la piedra central hasta cada una de las piedras de las esquinas, creando radios imaginarios.
5. Está bien dejar la rejilla en su sitio, pero es necesario limpiar y cargar los cristales semanalmente para mantener su poder. Repite los pasos cuando vuelvas a montar la rejilla.

Dos sencillas rejillas de cristal

Prueba estas dos rejillas con el fin de ver lo fáciles y poderosas que pueden ser las rejillas para lograr el resultado deseado.

Rejilla para la prosperidad y la abundancia

Esta pequeña rejilla circular atrae la prosperidad hacia la piedra central y, luego, la amplifica enviando la prosperidad al área inmediata.

Para hacer la rejilla necesitarás un citrino grande de cualquier forma y seis puntas pequeñas de cuarzo transparente.

1. Después de limpiar las piedras, coloca el citrino en el centro y luego cada una de las puntas de cuarzo alrededor del citrino en un patrón de radios con la punta de cada cristal apuntando hacia afuera del citrino.
2. Traza las líneas entre las piedras como se describe en el paso cuatro de la página 31.
3. Deja la rejilla en su lugar durante el tiempo que desees para aumentar la prosperidad, limpiando los cristales y volviéndolos a colocar al menos una vez a la semana.

El citrino es una piedra de prosperidad fuerte, mientras que el cuarzo claro es un amplificador. Además, el uso específico de seis puntos de cuarzo claro aumenta la intención de abundancia, que es una de las cualidades asociadas al número seis en numerología.

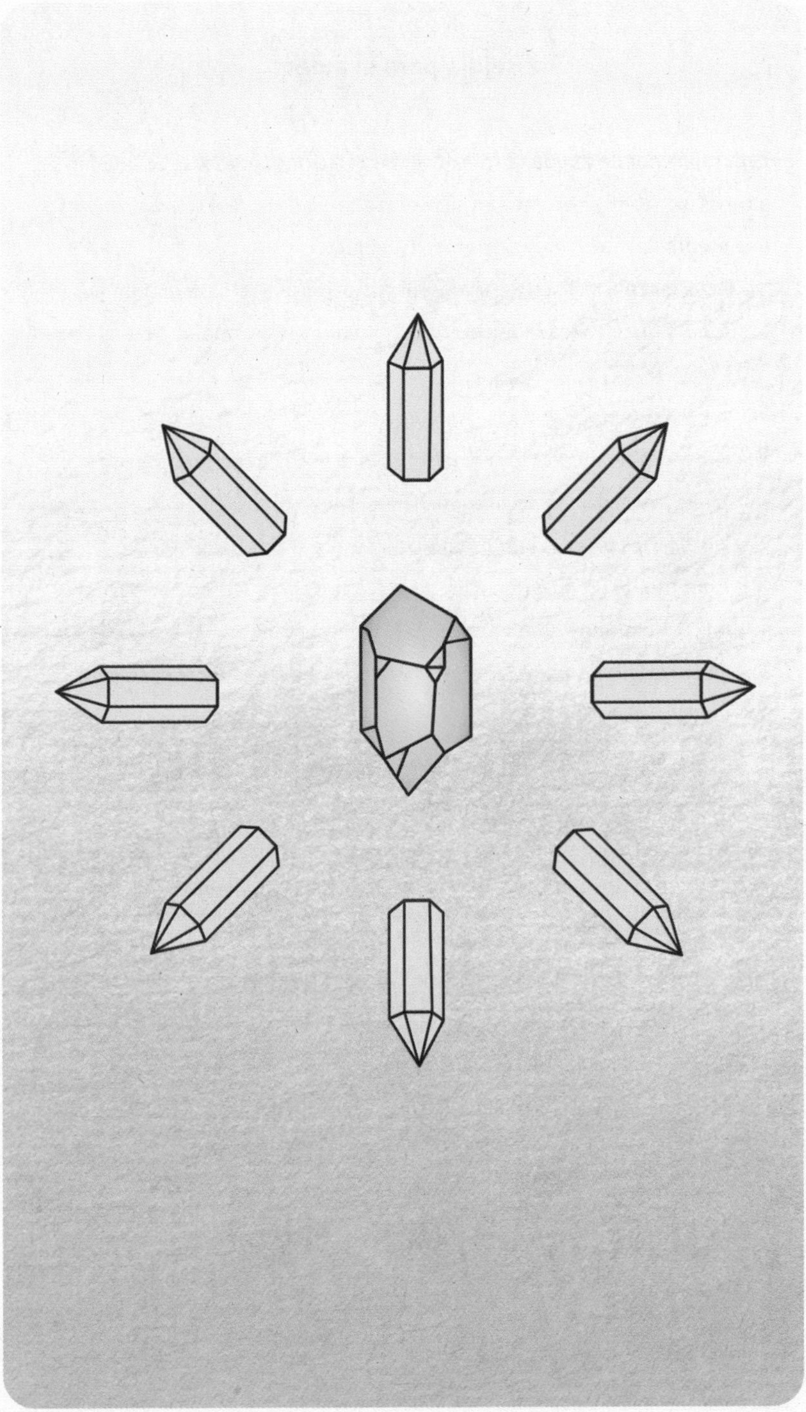

Rejilla para el amor

Esta rejilla puede ayudar a fortalecer las relaciones amorosas o ayudar a otros a encontrar el amor en sus corazones. Utiliza cuarzo rosa, que es una piedra del amor muy poderosa (y bonita).

Para hacer la rejilla necesitarás un cristal de cuarzo rosa grande y redondo y doce cuentas de cuarzo rosa pequeñas o cristales de cualquier forma.

1. Después de limpiar los cristales, coloca el cristal de cuarzo rosa grande y redondo en tu superficie.
2. Dispón las piedras más pequeñas a su alrededor formando un símbolo de infinito (un ocho de lado) con seis cristales a cada lado y el cristal grande como punto central del símbolo.
3. Traza las líneas entre las piedras como se describe en el paso cuatro de la página 31.
4. Deja la rejilla en su lugar durante el tiempo que desees, limpiando los cristales y volviéndolos a colocar al menos una vez a la semana.

El cuarzo rosa desencadena el amor, mientras que el símbolo del infinito representa el amor duradero.

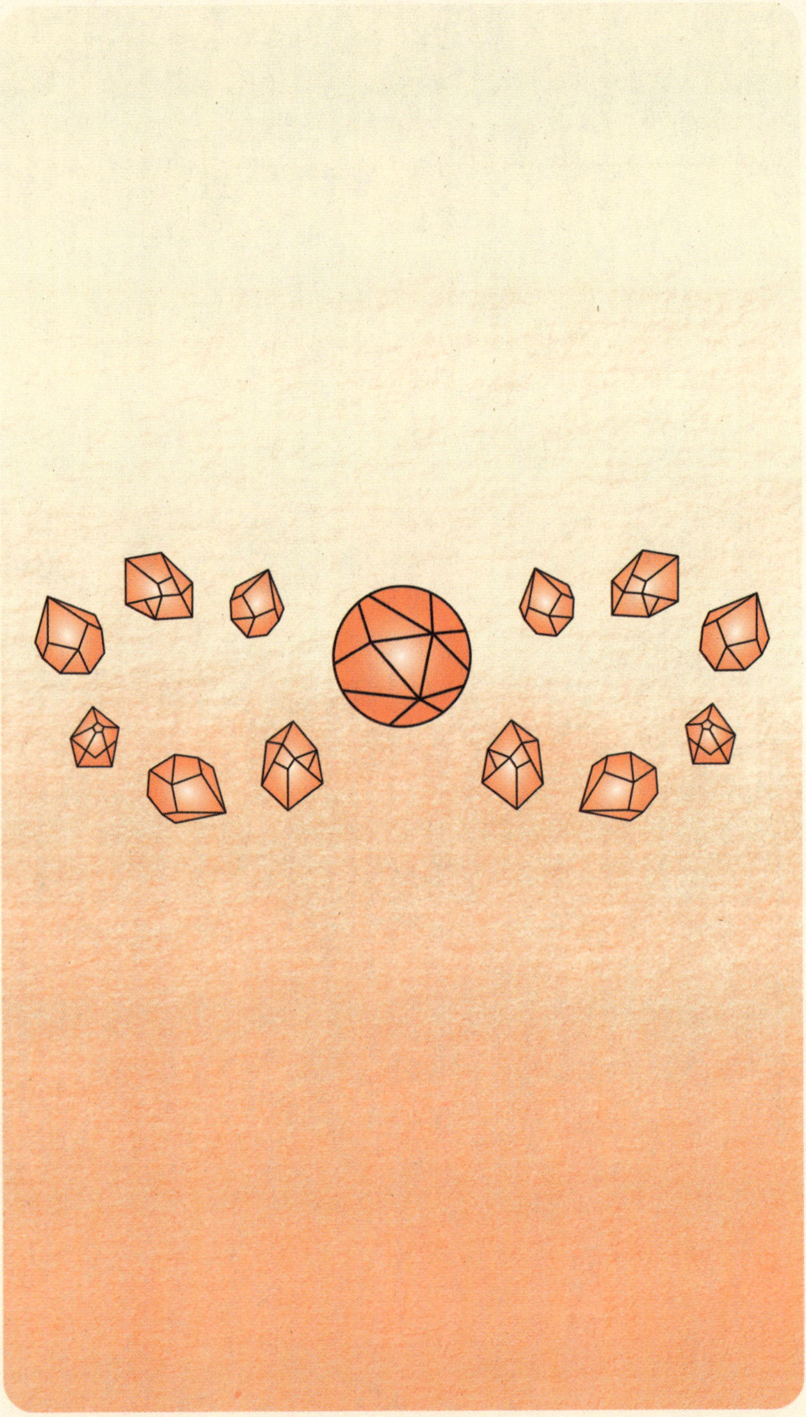

2

CAPÍTULO

Aprende a comprar tus cristales

Comprar cristales es una actividad divertida. Parte del placer consiste en elegir personalmente los cristales para tu colección. Hay muchos tipos de tiendas que venden cristales, como las tiendas especializadas conocidas como *New Age shops*, las tiendas de abalorios, las tiendas de pasatiempos, las tiendas wiccanas y las tiendas metafísicas. También puedes encontrar cristales en exposiciones itinerantes de rocas, gemas y minerales, así como en ferias y eventos similares.

Dentro de la tienda de cristales

Al igual que cualquier otra experiencia nueva, comprar cristales puede parecer un poco desalentador al principio. Las tiendas que venden cristales suelen ofrecer otros artículos relacionados con la Nueva Era o las prácticas metafísicas, como incienso, velas, estatuas, libros de referencia y cartas de oráculo. Al cruzar la puerta, es probable que tu vista se vea atraída por la cantidad de cristales y productos que puedas ver.

La forma en que una tienda organiza sus exhibidores de cristales varía de un lugar a otro. Algunos de los ejemplares más caros, como los cristales tallados en esferas y pirámides, los grandes grupos de puntas o las joyas de piedras preciosas pueden estar encerrados en vitrinas. Los cristales más pequeños suelen estar expuestos en recipientes abiertos para que puedas rebuscar entre ellos y encontrar el que te convenga sin pedir ayuda.

Mientras estés en la tienda, puedes mirar o hacer preguntas. Si estás interesado en comprar un cristal que veas en una vitrina cerrada, no dudes en pedir que te lo enseñen. Encontrar una afinidad vibratoria con el cristal que elijas es una parte importante del proceso. Muchos de los vendedores de estas tiendas están muy capacitados en el uso de los cristales y pueden ayudarte a encontrar los cristales perfectos para tus necesidades.

Comprando cristales para otra persona

En ocasiones, es posible que quieras comprar un cristal para otra persona. Esto puede ser complicado, ya que la energía del cristal resuena de forma diferente con cada persona, pero aun así puedes regalar un cristal. De hecho, yo compro cristales para mis amigos todo el tiempo. Si voy a regalar un cristal con fines curativos, me baso en los problemas con los que se enfrenta mi amigo y elijo el cristal que mejor se adapte a la situación. Luego realizo una prueba de tacto. Sin embargo, en lugar de pensar en mí misma, establezco la intención de seleccionar un cristal para mi amigo y, después, visualizo a esa persona mientras sostengo cada cristal y me pregunto mentalmente si el cristal es adecuado para ese amigo. Sentir emociones positivas, tal y como esperas sentir al considerar un cristal para ti, es un buen indicador.

Formas comunes

Hay cristales de muchos colores, cortes, tamaños y formas. Algunos son completamente naturales y tienen el mismo aspecto que las rocas, mientras que otros se cortan y pulen en una gran variedad de formas. Cuando compres cristales, es probable que encuentres muchos de los siguientes tipos:

- **Piedras en bruto:** están sin cortar ni pulir, y se venden en su forma natural. Pueden ser más opacas que sus homólogas cortadas y pulidas. Aunque algunas pueden parecerse a las rocas que se encuentran en la naturaleza, siguen teniendo las propiedades de los cristales cortados y pulidos.
- **Piedras tumbadas:** son pequeñas piedras en bruto que se han colocado en un bombo para redondear los bordes, logrando así un acabado suave y brillante. Esto resalta el color y el patrón natural de los

cristales. También pueden llamarse piedras pulidas, aunque el pulido también puede hacerse a mano o con otro método.

- **Puntas:** aparecen de forma natural en un extremo de algunos cristales, debido a la estructura cristalina (algunos están cortados en punta). Las puntas pueden estar pulidas o sin pulir. El uso de una punta de cristal es una buena manera de dirigir la energía, ya sea lejos del cuerpo o hacia el cuerpo, apuntando en la dirección deseada.
- **Clústers:** son formaciones naturales que consisten en varias puntas de cristal que sobresalen de una base de roca. Los racimos funcionan bien para dirigir la energía hacia el espacio en el que se encuentran.
- **Geodas:** son rocas que contienen una pequeña cavidad revestida de cristales. Las geodas suelen cortarse por la mitad para revelar los cristales dentro de una cáscara exterior generalmente rugosa.
- **Losas:** son discos cortados en forma de cruz de ciertos tipos de cristales, como las ágatas. A veces, las geodas también se cortan en discos.
- **Varitas:** son cristales lisos, oblongos y pulidos con extremos redondeados. Pueden ser más anchas en un extremo que en el otro, o pueden estrecharse hasta una punta opaca en un extremo. Muchas personas utilizan las varitas para dar masajes, ya que son útiles para canalizar la energía.
- **Pirámides, cubos, esferas, corazones y estrellas:** son algunas de las muchas formas en las que se pueden cortar y pulir los cristales. Elige una forma que te atraiga.

Cómo elegir un cristal

La elección de un cristal es única para cada persona porque los cristales pueden vibrar de forma diferente con la energía de cada uno. Asegúrate de prestar atención a tu voz interior cuando elijas un cristal y de hacer una selección que te haga sentir bien; es un proceso intuitivo.

Atracción del color

Una de las primeras claves para elegir un cristal es la atracción. Camina por los pasillos de la tienda de cristales, escudriñando visualmente todas las ofertas. Observa los colores que te llaman la atención. Si te sientes atraído por un color de cristal en particular, entonces puedes mirar otros cristales dentro de esa tonalidad. Por ejemplo, si te atraen los cristales rojos, fíjate en piedras preciosas como el granate, el jaspe rojo, la piedra de sangre y la sardónice. Mientras examinas los cristales de esa gama de colores, anota los cristales específicos que te atraen, aquellos que hacen que quieras mirarlos más de cerca o tocarlos.

Sensación física

Después de hacer tu selección visual, haz una prueba de tacto. Esta es una de las señales más importantes al momento de elegir un cristal. Para consternación de mi familia, he pasado mucho tiempo recogiendo y sosteniendo diferentes piedras con el fin de encontrar aquellas que resuenan conmigo.

Sostén el cristal en la palma de tu mano receptora (tu mano no dominante: si eres diestro, esta es tu mano izquierda, y viceversa), cierra los ojos y nota cómo se siente el cristal allí.

Si te produce una sensación desagradable, devuélvelo y elije otro. Por el contrario, si te produce una sensación agradable o neutra, continúa con la prueba.

Después de notar cómo se siente tu mano, amplía tu atención al resto del cuerpo. ¿Notas alguna sensación física? ¿Cómo te sientes emocionalmente cuando sostienes el cristal? ¿Cómo te sientes mentalmente?

Utiliza todas estas preguntas para evaluar si el cristal es adecuado para ti. Uno se da cuenta de la compatibilidad cuando un cristal te hace sentir equilibrado, con los pies en la tierra, despejado, en paz, feliz o con otras emociones o sensaciones positivas.

Por último, está bien preguntarse a sí mismo «¿Es este el cristal para mí?». Yo hago esto con cada cristal. Me pregunto y, luego, me quedo con los ojos cerrados esperando la respuesta. Normalmente, la respuesta que busco es el primer pensamiento que aparece en mi mente. Por ello, escucha tu voz interior mientras interactúas con el cristal para tomar tu decisión.

Precio

Al evaluar cualquier compra, el costo suele ser importante. El precio de los cristales varía mucho: puede ser relativamente económico o muy costoso (más en el caso de especímenes extremadamente grandes o raros). Si encuentras un cristal que te parece muy bueno pero no está dentro de tu presupuesto, puedes buscar versiones más pequeñas de este, que pueden ser menos costosas. En general, si tienes un presupuesto limitado, es mejor elegir entre los cristales que son un poco más económicos. Las piedras talladas son una buena opción, relativamente baratas, si piensas comprar varias y diferentes. Siéntete libre de pagar más si un cristal es raro o grande y realmente sientas que te debe pertenecer.

Tamaño

Los cristales más grandes tienden a generar más energía y, como resultado, un poder más profundo. Sin embargo, incluso el cristal más pequeño puede ser extremadamente eficaz, por lo que funcionarán bien para las necesidades de la mayoría de las personas. Si estás considerando el mismo cristal en dos tamaños diferentes, no dejes que el tamaño sea determinante en tu decisión. Si conectas más y de manera inmediata con la piedra más pequeña, es probable que esa sea la que funcione de manera eficaz en ti.

Joyas de cristal

Las piedras preciosas naturales que están en joyería siguen teniendo el mismo potencial curativo que los cristales que se venden por separado. Cuando compras una pieza de joyería con una o más piedras preciosas, tienes un arte hermoso y utilizable que también imparte propiedades curativas; si la joya se comercializó como un cristal curativo o no, tendrá la misma energía vibratoria. Sin embargo, esto solo funciona con piedras preciosas naturales y no con piedras sintéticas o alteradas.

Cuando adquieras una pieza de joyería con piedras preciosas, límpiala de forma similar a la limpieza de un cristal (ver página 51), tomando precauciones para proteger los elementos de la pieza que no sean piedras preciosas. Siéntete libre de utilizarla y llevarla contigo con fines curativos.

Limpiando las piedras preciosas una vez a la semana puedes mantener las propiedades curativas de la joya.

Cómo elegir varios cristales

Si te estás iniciando en la curación con cristales, es posible que desees comprar varios para trabajar con una variedad de problemas. Los cristales múltiples te permiten aprovechar la sinergia entre la energía de los cristales (ver el capítulo 4, en él se indican los remedios para tratar un problema u objetivo concreto) o equilibrar tus chakras. Recuerda que tener múltiples cristales te permite armar rejillas de cristales o simplemente comenzar con algunas opciones diferentes (y hermosas).

Kits de iniciación de cristales

Los kits de iniciación en la sanación con cristales están disponibles en varios vendedores. Estos pueden contener desde unas pocas piedras comunes hasta más de treinta. Los kits más pequeños pueden tener un costo más bajo, mientras que los más grandes tienen un costo mayor. Algunos kits de iniciación son específicos para los chakras y pueden contener de uno a tres cristales para usar con cada chakra.

Recuerda que, si compras un kit de iniciación, no tendrás que dedicar tu tiempo a seleccionar los cristales individuales, pues estos ya están incluidos en el kit que escogiste. Sin embargo, como no tendrás la oportunidad de sentir cómo interactúa cada cristal con tu campo energético, esto podrá ser una desventaja. No soy fan de adquirir los kits de iniciación por esta razón; sin embargo, si estás buscando una forma rápida de empezar tu colección, un kit puede ser el camino que elijas.

Haz tu propio kit de iniciación

Puedes armar tu propio kit de iniciación que contenga los cristales esenciales que todo el mundo debería tener en su colección para el trabajo de sanación. Puedes mantener el precio asequible seleccionando piedras más pequeñas. Estos son los cinco cristales que debes tener a mano:

- Cuarzo claro
- Amatista
- Citrino
- Cuarzo rosa
- Cuarzo ahumado

Para armar un kit de iniciación de chakra, considera también estas piedras (o cualquiera de los otros cristales enumerados para cada chakra en las páginas 28 y 29):

- Primer chakra (raíz o base): jaspe rojo
- Segundo chakra (sacro): cornalina
- Tercer chakra (plexo solar): citrino
- Cuarto chakra (corazón): aventurina verde
- Quinto chakra (garganta): sodalita
- Sexto chakra (tercer ojo o frente): amatista
- Séptimo chakra (corona): cuarzo claro

Cuidados al momento de comprar

A la hora de comprar querrás evitar algunos errores comunes que se asocian a este momento. Ten en cuenta lo siguiente antes de hacer la compra:

- **Algunos cristales son sintéticos o artificiales.** Si un cristal parece ser demasiado perfecto o impecable, puede ser fabricado. Habla con el vendedor y pregunta por la procedencia de este. Si lo deseas, puedes comprar la pieza, pero es importante saber qué estás comprando y lo útil que será para tus propósitos.
- **No todo el citrino es natural.** Mucho de lo que puede parecer citrino es, en realidad, amatista que ha sido calentada hasta que se vuelve amarilla. Esto cambia un poco las propiedades del cristal, así que asegúrate de preguntar si un cristal específico es citrino natural y si es la piedra que deseas.
- **Ten cuidado con las piedras con nombre de marca que tienen un precio más alto.** Las piedras con nombre de marca no son más que otras piedras a las que se les ha dado un nombre comercial, lo que las hace más caras, pero no más potentes. Esto no significa que las piedras con marca registrada sean malas o ineficaces, solo que pueden ser más caras que sus homólogas que no tienen una marca. Las piedras con marca registrada incluyen las piedras infinitas, las piedras Boji, la azeztulita y muchas otras.

- **Algunos cristales han sido alterados respecto a su estado natural.** Asegúrate de preguntar al vendedor si el cristal ha sido sometido a algún tipo de tratamiento, como el teñido, el tratamiento térmico o el recubrimiento. Estos pueden alterar las propiedades de los cristales. Por ejemplo, la howlita puede teñirse para que se parezca a la turquesa, pero esta piedra tiene propiedades diferentes. Si deseas comprar una turquesa (o cualquier otra piedra), es importante que preguntes si se trata de un cristal natural en su forma natural.

3

CAPÍTULO

Prepárate para usar los cristales

Después de seleccionar cuidadosamente mis cristales y llevarlos a casa, empiezo inmediatamente a prepararme para usarlos limpiándolos, cargándolos y programándolos. Tu trabajo energético con cristales se beneficiará si haces lo mismo. Una gran parte del uso de los cristales depende de cómo se establecen las intenciones. Preparar adecuadamente tus cristales, el espacio donde los usas y tu mente puede ayudarte a establecer tu intención, permitiéndote aprovechar al máximo sus propiedades energéticas curativas.

Limpieza de los cristales

Debido a su naturaleza energética, los cristales retienen patrones de energía. Para cuando tus cristales hayan llegado hasta ti, ya estuvieron antes en muchas manos y lugares. Por eso, es importante limpiarlos. Recomiendo hacerlo tan pronto como los lleves a casa y, luego, al menos una vez a la semana, o con más frecuencia si los usas a diario. Hay varios métodos para limpiar los cristales. Aquí te comparto algunos:

- **Agua salada.** Los cristales no porosos, como el cuarzo y la amatista, pueden sumergirse en una solución de agua salada. Sumérgelos durante 1 hora aproximadamente (más tiempo si los cristales han tenido un uso intensivo) y después acláralos y sécalos con palmaditas. Utiliza sal marina o sal rosa del Himalaya para esta tarea, no sal de mesa. No utilices este método para cristales porosos, como la selenita, la rosa del desierto y el yeso. También deberás mantener las piedras magnéticas, como la Lodestone, fuera del agua salada porque podría oxidarse.
- **Sahumar.** Enciende un manojo de salvia, cedro, lavanda o hierba dulce, y después apaga la llama. Luego mantén los cristales en la corriente de humo para limpiarlos. (Yo utilizo una combinación de estas cuatro hierbas). También puedes limpiarlos en el humo del incienso, como las barritas de Nag Champa.
- **Racimos de cuarzo o geodas.** Si tienes un cúmulo grande o una geoda hecha de una piedra de cuarzo, como la amatista o el cuarzo claro, puedes colocar tus cristales más pequeños en la cavidad durante 24 horas para limpiarlos.
- **Energía.** Si tienes algún tipo de habilidad para sanar con energía (como el reiki), puedes limpiar los cristales usando esa energía. Como maestra de reiki, lo hago sosteniendo los cristales en la mano que da (la dominante) y enviando energía de reiki hacia ellos.

¿Es posible arruinar un cristal?

Los cristales son resistentes. Nunca pierden su energía, independientemente de su forma o estado. Incluso si se rompen, siguen funcionando bien después de limpiarlos y cargarlos. Por ejemplo, un trozo de turmalina negra que llevaba en el bolsillo se rompió por la mitad cuando entré en contacto con una persona extremadamente negativa. Después de descubrir la turmalina rota, limpié y cargué ambas piezas, y cada una quedó como nueva.

Realmente, la única manera de dañar un cristal en cuanto a su funcionamiento es no limpiarlo ni cargarlo. Sin embargo, una vez que lo hagas, volverá a funcionar perfectamente.

Carga y programación de los cristales

Después de la limpieza, necesitas cargar tus cristales. La carga les devuelve la energía para que puedan seguir funcionando a su máximo nivel. Programar tus cristales implica poner la intención en ellos para la tarea específica que quieres que completen. Esto puede ayudar a que el cristal funcione de manera más específica, así que hazlo cada vez que los limpies y los cargues. Puedes utilizar varios métodos para estos fines. Considera las siguientes ideas:

- Para cargar tus cristales en la naturaleza, puedes colocarlos en el exterior a la luz del sol o de la luna de 6 a 12 horas.
- También puedes cargar tus cristales con la visualización. Sostén el cristal en la mano que da (la dominante), cierra los ojos y visualiza que una luz blanca desciende del Universo, entra a través de tu chakra de la corona, viaja hacia abajo a través de cada uno de tus chakras, luego hacia tu brazo y mano, y después desde tu mano hacia el cristal. Realiza esto durante unos 10 minutos.

Para programar el cristal una vez cargado, repite el proceso de visualización descrito, pero esta vez concéntrate en el tipo de energía que te gustaría que tuviera el cristal.

Cómo preparar el espacio para trabajar con cristales

Crear un ambiente para tu trabajo con cristales puede ayudarte a establecer tu intención de éxito. Yo tengo un pequeño espacio dedicado a mi trabajo de sanación energética que está libre de distracciones y perturbaciones energéticas. Es una zona libre de aparatos electrónicos; es un lugar tranquilo y cómodo donde nadie me interrumpe.

Cuando prepares tu espacio de trabajo, hazlo con la intención de que este sea cómodo. Ten en cuenta los siguientes consejos:

- Crea un espacio donde puedas sentarte o tumbarte cómodamente para meditar.
- Utiliza una iluminación suave, posiblemente con un regulador de intensidad.
- Elimina las distracciones.
- Reduce al mínimo los objetos que puedan interrumpir o perturbar el flujo de energía, como ordenadores, tabletas o teléfonos móviles.
- Ten cerca las herramientas que vas a necesitar, como velas, incienso y salvia.
- Decora tu espacio con objetos queridos que te hagan sentir feliz, tranquilo y positivo.
- Una vez que tu espacio esté preparado, limpia la energía utilizando los remedios de limpieza del espacio (ver páginas 136 y 137). Cada vez que el área comience a sentirse congestionada, limpia el espacio nuevamente.

- Mantén la negatividad fuera de tu espacio. Por ejemplo, no pagues las facturas ni discutas con tu pareja en esta zona.
- Dedica tu espacio —por pequeño que sea— a actividades energéticamente positivas, como la meditación, la visualización y la sanación con cristales.

Preparando tu mente

Preparar tu mente para la sanación con cristales y otros trabajos energéticos es esencial, te ayuda a establecer tus intenciones para la labor que vas a realizar. Crea un espacio positivo y afirmativo para que así la energía de los cristales trabaje contigo. Tal vez quieras meditar (ver páginas 23 y 24), rezar o cantar un mantra, lo que sea que te ponga en una posición mental y espiritual positiva y despeje cualquier negatividad persistente. También puedes empezar con una afirmación como «Estoy agradecido de que el trabajo que hago hoy con estos cristales me traiga vibraciones positivas y curativas».

Cinco cristales más que deberían estar en todos los hogares

Además del kit de iniciación (ver página 45), hay varios otros cristales que tienen propiedades que funcionarían bien en la mayoría de los hogares. Considera añadir los siguientes cinco cristales a tu colección:

Ametrina: es una maravillosa mezcla de citrino y amatista. Tiene las cualidades curativas y energéticas de ambos cristales.

Aventura verde: es un cristal de prosperidad y abundancia que puede ayudarte a prosperar en las finanzas, la salud, la felicidad y el bienestar.

Ojo de tigre amarillo: es una piedra de la suerte y la protección.

Fluorita arcoíris: contiene múltiples colores, por lo que vibra en sintonía con múltiples energías, incluyendo la salud, la intuición, la serenidad, la creatividad y la espiritualidad.

Calcedonia azul: mejora las relaciones fortaleciendo la compasión y el amor incondicional.

4

CAPÍTULO

Curación para la mente, el alma y el corazón a través de los cristales

Cuando te enfrentas a problemas espirituales, mentales o emocionales, o cuando aspiras a lograr un cambio positivo en tu vida, los remedios que encontrarás en este capítulo pueden resultarte muy útiles. Estos no pretenden sustituir el consejo o el tratamiento de un profesional de la salud cualificado, por supuesto, pero pueden ser una poderosa ayuda a los pasos más tradicionales que puedas estar dando para resolver un reto concreto. Como ya sabes, los cambios no suelen producirse de la noche a la mañana. Los remedios pueden y deben repetirse cuando sea necesario, como parte de un proceso de curación continuo.

Abandono

Los sentimientos de abandono pueden surgir a partir de la pérdida reciente de una relación o pueden provenir de una pérdida en la infancia. Sea cual sea el sentimiento de abandono, este puede hacer que te sientas perdido, solo y vacío. Utilizar el mantra para recordar que tu verdadera fuente de amor incondicional está en tu interior, mientras trabajas con los cristales, puede ser una fuente de apoyo emocional y espiritual durante estos momentos difíciles.

«Me doy amor incondicional y recibo amor incondicional del Universo».

Meditación:

Medita enunciando el mantra mientras sostienes el cuarzo rosa, que es una piedra de amor incondicional. Imagínate estar envuelto en una cálida luz rosa mientras lo haces. Continúa durante al menos 10 minutos o hasta que sientas una sensación de paz.

Remedio 1: rejilla de apoyo de varias piedras

Coloca una rejilla de cristal cerca del lugar donde trabajas o duermes. Pon el cuarzo rosa como piedra central y rodéalo con un cuadrado de lágrimas de apache, amazonita, granate y cornalina. Para esta rejilla puedes utilizar piedras en bruto, sin tallar, o piedras pulidas sin tallar, dependiendo de lo que tengas disponible.

- **Cuarzo rosa:** para el amor incondicional
- **Lágrimas de apache**: para liberar sentimientos de dolor
- **Amazonita:** para curar el dolor emocional

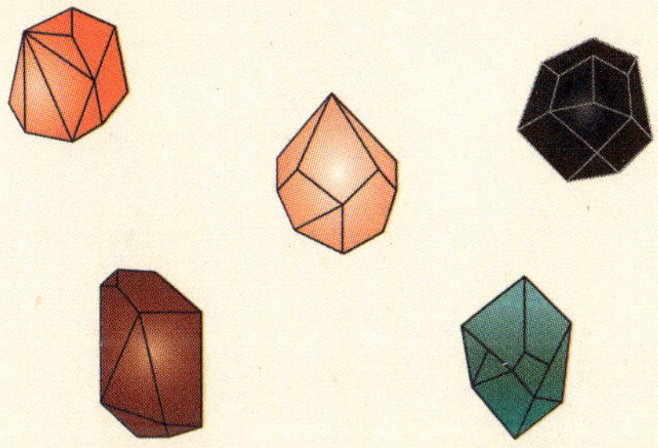

- **Garnet:** para curar problemas de pertenencia
- **Carneliano**: para el autoempoderamiento

Remedio 2: trabajo en los chakras con cuarzo rosa, citrino y obsidiana

Acuéstate de espaldas en una posición cómoda. Coloca una piedra de cuarzo rosa en tu chakra del corazón, de citrino en tu chakra del plexo solar y de obsidiana en tu chakra raíz. Respira profundamente y repite el mantra diez veces o hasta que notes una sensación de paz.

Consejo: si no estás seguro de por qué te sientes abandonado, cierra los ojos y pregúntate de dónde surge tu sensación de abandono. Siéntate en silencio y observa lo que notas. A veces, la mejor manera de liberar un sentimiento es reconocer su origen y admitirlo.

Abrir el corazón

Nuestro corazón puede cerrarse por varias razones. Cuando lo hace, limitamos nuestro propio potencial de alegría. Un corazón cerrado bloquea el flujo de energía a través del chakra del corazón, que se encuentra en el centro de los chakras, impidiendo así el flujo de energía entre los chakras, lo que puede desequilibrarnos por completo. Por lo tanto, es extremadamente importante mantener este chakra abierto, tanto para ti como para todas tus relaciones.

«Mi corazón está abierto para dar
y recibir amor».

Meditación:

Acuéstate cómodamente sobre tu espalda, respirando de manera normal. Coloca ambas manos suavemente sobre tu chakra del corazón. Imagina que este es una bola giratoria de energía verde. Trae una luz blanca a través de tu chakra de la corona y observa cómo fluye por cada uno de tus chakras, bajando por el chakra del corazón y saliendo finalmente por tu chakra raíz. Repite el mantra al principio y al final de la meditación.

Remedio 1: cuarzo rosa en forma de corazón

Se pueden encontrar piedras talladas en una variedad de formas, incluyendo corazones. Aunque pueda parecer un poco literal, el simbolismo de un corazón de cuarzo rosa funciona aquí para abrir tu corazón. Sostén un corazón de cuarzo rosa durante la meditación, a fin de permitir que tu energía de amor incondicional llene tu chakra del corazón.

Remedio 2: rubí

El rubí es otro cristal que activa el chakra del corazón. Lleva un colgante de rubíes alrededor de tu cuello para abrir este chakra. Asegúrate de limpiar y cargar el rubí diariamente.

Consejo: aunque el primer remedio requiere un corazón de cuarzo rosa, este no siempre es necesario. Puedes utilizar cualquier pieza de cuarzo rosa con alguna forma que te resulte atractiva. Para encontrar la más adecuada para ti, debes sostenerla en tu mano receptora (no dominante) y tener tu mano donante (dominante) sobre tu corazón y los ojos cerrados. Elige una pieza de cuarzo rosa que envíe una cálida sensación de amor desde tu mano receptora hasta tu corazón.

Abundancia

Aunque mucha gente asocia la abundancia con la riqueza financiera, en este contexto significa una abundancia de todo lo bueno que la vida puede ofrecer. La abundancia puede incluir la riqueza, la salud, la alegría, el amor, la compasión, la familia, la creatividad y todos los demás atributos positivos que desees experimentar en tu vida.

> *«Estoy agradecido con el Universo, me proporciona abundancia de todo lo que necesito».*

Meditación:

Siéntate en una posición cómoda sosteniendo un cristal de cuarzo claro, el cual amplificará tus visualizaciones. Obsérvate viviendo una vida de abundancia en todos los sentidos, y haz que tu visión sea lo más clara y real posible. Cuando lo hayas realizado, repítete el mantra para ti mismo nueve veces (en numerología, el nueve es un número de abundancia).

Remedio 1: citrino

Coloca un trozo de citrino en el rincón de la prosperidad de tu casa. Para encontrar el rincón de la prosperidad debes ponerte de espaldas a la puerta principal, de cara a tu casa. El rincón más alejado de la izquierda es tu rincón de la prosperidad. Yo tengo un racimo de citrino en el fondo del armario de mi habitación por esta misma razón.

Remedio 2: trabajo en el chakra raíz con granate

La abundancia bloqueada y la falta de conciencia (creer que no hay suficiente) es un problema del chakra raíz. Acuéstate sobre tu espalda con un granate en tu chakra raíz. Cierra los ojos y respira profundamente repitiendo el mantra durante al menos 10 minutos.

Consejo: la abundancia responde a la ley de la atracción (la creencia de que atraemos aquello en lo que enfocamos nuestra energía), así que la forma en que hablas, piensas y crees puede afectar en gran medida a la abundancia que experimentas en la vida. Uno de los mayores bloqueos para recibir la abundancia es la creencia de que en el Universo hay una cantidad finita de lo que deseas recibir. Cuando crees que hay una cantidad limitada, acortas lo que el Universo te proporciona. Cuando te sorprendas pensando en la carencia o en las limitaciones de la abundancia, detén inmediatamente ese pensamiento y repite el mantra para ti mismo diez veces o hasta que sientas una sensación de paz.

Abuso

Los abusos, ya sean emocionales, mentales o físicos, pueden dejar cicatrices duraderas. Muchas personas llevan consigo los efectos del abuso, convirtiéndose este hecho en su propio tormento, incluso mucho después de que haya cesado. Aunque el trabajo de esta sección es efectivo para todos los abusos, los diferentes tipos de abuso pueden causar bloqueos energéticos en diferentes chakras. Por ejemplo, el abuso sexual puede afectar el chakra raíz, mientras que el abuso a manos de los padres puede hacer aflorar los problemas del chakra sacro o del plexo solar. Estos remedios están destinados a las personas que se enfrentan a abusos pasados. Si actualmente lo estás sufriendo, buscar ayuda profesional es un primer paso importante que debes dar.

«Libero el dolor de mi pasado para un futuro más positivo y amoroso».

Meditación:

Cierra los ojos y permítete sentir la pena y el dolor de tu abuso pasado. Nota en qué parte de tu cuerpo sientes ese dolor. Inhala profundamente e imagina que una luz amorosa ingresa con tu respiración y fluye hacia donde sientes el dolor. Luego exhala y repite el mantra. Continúa durante al menos 10 minutos o hasta que sientas una sensación de paz.

Remedio 1: granate

El granate es una poderosa piedra del chakra raíz que puede ayudar a liberar el dolor del pasado y reclamar el poder personal. Lleva un granate en tu bolsillo, pega uno en la parte inferior de tu silla de trabajo o mantén uno al lado de tu cama.

Remedio 2: trabajo en los chakras con varias piedras

El abuso afecta a varios chakras, por lo que meditar con piedras en los chakras afectados puede ayudar a despejar los bloqueos resultantes del abuso. Acuéstate de espaldas con algunas o todas estas piedras en los chakras correspondientes. Siéntete libre de elegir los chakras en función de dónde consideras que estás experimentando los problemas relacionados con el abuso. Por ejemplo:

- Granate en el chakra raíz, que es donde se encuentra el sentido de pertenencia e identidad propia.
- Cornalina en el chakra sacro, que es el centro del poder personal.
- Ojo de tigre amarillo en el chakra del plexo solar, para apoyar la autoestima y la formación de límites saludables.

- Cuarzo rosa en el chakra del corazón, para apoyar el amor incondicional.
- Lapislázuli en el chakra de la garganta, para ayudar a decir la verdad.

Consejo: muchas personas tratan de evitar el dolor de los abusos del pasado ignorándolos o reprimiéndolos. Desgraciadamente, esto puede hacer que el dolor sea aún más intenso y se fije. Aunque puede parecer aterrador enfrentarse al dolor del abuso, reconocerlo y enviarse amor incondicional a uno mismo son los primeros pasos para superarlo.

Aceptación/rendición

En su libro *El poder del ahora,* Eckhart Tolle analiza los orígenes del dolor y sostiene que todo dolor emocional y espiritual surge porque nos quedamos atascados reviviendo el pasado o preocupándonos por el futuro en lugar de entregarnos al ahora. Este es también un principio central del budismo. Cuando ocurren cosas difíciles en nuestras vidas, la aceptación puede ser difícil, pero negarse a aceptar lo que ha ocurrido nos deja atrapados en el dolor y la negatividad. La aceptación y la rendición son grandes pasos para avanzar.

«Acepto el momento tal y como es y me desprendo de todo lo que no tengo poder para cambiar».

Meditación:

Cierra los ojos y siéntate cómodamente. Concéntrate en tu situación actual, siente dónde se localizan las sensaciones de dolor en tu cuerpo. Ahora, mientras repites el mantra, imagina ese dolor como una masa negra que empieza a disolverse cuando respiras luz blanca. Exhala e imagina que vapores negros salen de tu cuerpo y se disuelven en el Universo. Haz esto durante al menos 10 minutos o hasta que sientas una sensación de paz.

Remedio 1: apatita

La apatita es la piedra de la aceptación. Mantén una pieza metida en un bolsillo cerca de tu corazón o llévala alredededor de tu cuello.

Remedio 2: lágrimas de apache

Estas suaves piedras son eficaces para aliviar la decepción y convertirla en aceptación. Sostén lágrimas de apache en tu mano mientras repites este verso de la Oración de la Serenidad:

Dios me conceda la serenidad
para aceptar las cosas que no puedo cambiar,
el valor para cambiar las cosas que puedo,
y la sabiduría para saber la diferencia.

Consejo: muchas personas creen que rendirse es una muestra de debilidad, pero, en realidad, es un signo de fortaleza. Permitirte rendirte ante aquellas cosas que no puedes cambiar hace que puedas centrar tu energía en dar pasos positivos hacia el futuro.

Aceptar el cambio

A muchas personas les resulta difícil cambiar porque temen lo desconocido. Prefieren quedarse con algo que conocen, aunque les produzca dolor o malestar, antes que enfrentarse a un futuro incierto. Sin embargo, el cambio es una parte necesaria y natural de la vida. La naturaleza del Universo es el cambio constante, y sin él no podemos crecer.

> «Agradezco los cambios en mi vida porque son una fuente de empoderamiento positivo».

Meditación:

Siéntate tranquilamente y en una posición cómoda con los ojos cerrados. Coloca ambas manos suavemente sobre tu chakra del corazón. Respira profundamente y visualiza que una energía blanca pura fluye desde arriba, bajando por tu chakra de la corona, a través de tus brazos y tus manos, hasta llegar a tu chakra del corazón. Repite el mantra sentado en silencio durante al menos 10 minutos o hasta que te sientas en paz.

Remedio 1: turmalina sandía

Durante los periodos de cambios drásticos en tu vida, lleva un trozo de turmalina sandía en tu bolsillo o en un collar. Te ayudará a traer aceptación y claridad a tu situación.

Remedio 2: rejilla de prehnita y cuarzo claro

Prepara una rejilla sencilla con una piedra central de prehnita y tres puntos de cuarzo claro colocados en forma de un triángulo alrededor de la piedra central, con las puntas orientadas hacia fuera del centro. Los puntos de cuarzo amplificarán el poder de la prehnita, que proporciona fuerza interior y aceptación de nuevas circunstancias. La orientación de las puntas de cuarzo mueve la energía en la dirección a la que está orientada la punta; en este caso, enviándola a los alrededores.

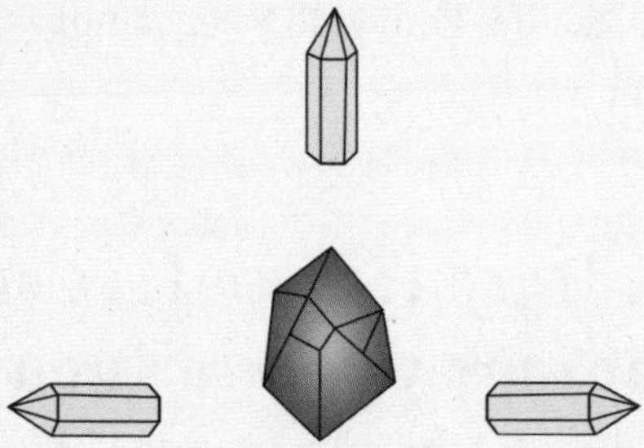

Adicción

Tanto si eres adicto a una sustancia, a una actividad, a una idea o a cualquier otra cosa, la adicción puede desequilibrarte rápidamente a ti y a tu vida. Aunque muchas adicciones físicas requieren terapia o tratamiento, apoyarse espiritual y emocionalmente puede ayudar a que el proceso sea más fácil.

«Me libero de mi deseo de (nombre de la adicción). Lo libero, y él me libera a mí».

Meditación:

La adicción puede provocar un desequilibrio en todos los chakras, por lo que meditar repitiendo el mantra mientras te acuestas con piedras en cada chakra puede ser útil para restablecer el equilibrio. También se pueden trabajar chakras específicos cuando se trata de la adicción. Por ejemplo, coloca una cornalina en tu chakra sacro y un lapislázuli en tu chakra de la garganta. Estos son los dos chakras que se ocupan de la fuerza de voluntad y la adicción. Realiza la meditación durante al menos 10 minutos.

Remedio 1: labradorita

Lleva o usa una labradorita en tus días de trabajo contra la adicción. Te ayudará a desintoxicarte energéticamente de los efectos del alcohol o las drogas, y a reducir los comportamientos autodestructivos. También puedes dormir con una labradorita bajo tu almohada. Si vas a rehabilitación, mantén la labradorita contigo para que te apoye en el proceso de desintoxicación. Limpia la labradorita a diario para librarla de la energía pesada asociada a los problemas de adicción.

Remedio 2: amatista

La amatista es conocida como la piedra de la sobriedad, y desde hace tiempo se cree que puede ayudar a la sobriedad. Lleva joyas de amatista o una amatista en tu bolsillo para que te sirva de apoyo durante el síndrome de abstinencia y para atemperar las tendencias y comportamientos adictivos. También puedes crear una rejilla de amatista con cualquier forma geométrica que te parezca poderosa, para así lograr tener más control y energía.

Consejo: la adicción a menudo tiene problemas subyacentes, como la pena, la ira, el resentimiento, los abusos del pasado u otros. Además de trabajar con los remedios para la adicción, considera utilizar remedios para los problemas subyacentes. Por ejemplo, si tu adicción es una forma de calmar el dolor de un abuso, prueba los remedios que aparecen en la sección «Abuso».

Alegría y felicidad

Cuando se le pregunta a la gente qué quiere en la vida, es probable que muchos respondan que solo quieren ser felices. Aunque muchas personas desean la felicidad, un gran número no tiene ni idea de cómo encontrarla o mantenerla. La alegría surge de centrarse en el momento, prestando atención a las pequeñas cosas que nos aportan placer y paz en la vida. Si puedes permanecer centrado en el presente a lo largo del día, será más fácil que encuentres la alegría en el camino.

«Me concentro en el ahora, y noto y aprecio la alegría que las pequeñas cosas traen a mi vida».

Meditación:

La mejor meditación para la alegría es la atención plena a lo largo del día. Empieza el día repitiendo el mantra para afirmar tu alegría. A continuación, durante el día, intenta mantenerte centrado en el momento. Siempre que veas que tu mente divaga hacia el pasado o el futuro, vuelve a centrarte en el momento. Presta atención a todas las sensaciones que surgen a lo largo del día, ya sea una sensación placentera de la luz del sol sobre tus hombros o el sonido de una música hermosa. Repite el mantra cada vez que te encuentres desviado de tu enfoque en el momento presente.

Remedio 1: ámbar

El ámbar es una de las piedras más felices que conozco. Siempre que deseo realmente cultivar la alegría me pongo un collar o una pulsera de ámbar, que eleva instantáneamente mi estado de ánimo y me ayuda a irradiar alegría. La próxima vez que quieras sentirte alegre prueba llevar un collar de ámbar contigo.

Remedio 2: citrino

El citrino es otra piedra alegre y soleada que te ayudará a sentirte alegre. Me gusta llevar una pieza de citrino en mi bolsillo todos los días. Cuando empiezo a perder la concentración en el presente, meto la mano en mi bolsillo y froto el citrino como recordatorio de que debo centrarme en el ahora.

Consejo: experimentar más alegría en tu vida no significa ignorar las emociones negativas. Todas las emociones son necesarias e importantes, por lo que debes permitirte sentirlas. Sin embargo, permanecer centrado en el momento presente puede permitirte experimentar la alegría, incluso en medio de las emociones negativas.

Amor

Tanto si buscas el amor romántico, el amor espiritual o el amor de la amistad y el compañerismo, primero debes amarte a ti mismo antes de poder amar o aceptar el amor de los demás. El chakra del corazón es el centro de todas estas formas de amor, y ayuda a alcanzar el amor incondicional por todo lo que hay en el Universo. Las piedras del chakra del corazón pueden ayudarte a aumentar tu apertura para dar y recibir amor.

«Yo irradio amor a todos, y el amor me devuelve amor mil veces».

Meditación:

Siéntate en silencio con los ojos cerrados y concéntrate en tu chakra del corazón. Imagina que una luz verde sale de tu chakra del corazón y va en todas las direcciones, llenando el Universo con tu amor. Visualiza la luz verde del amor volviendo a ti desde todas las direcciones del Universo, llenándote también de amor. Mientras haces esto, repite el mantra al menos diez veces.

Remedio 1: cuarzo rosa

Mantén el cuarzo rosa contigo en todo momento para que te ayude a permanecer arraigado en el amor incondicional. Llévalo lo más cerca posible de tu chakra del corazón. Yo lo guardo metido en el sujetador, lo llevo en el bolsillo de mi camisa o como colgante en una cadena larga que cae a la altura de mi chakra del corazón.

Remedio 2: granate

El granate inspira el amor romántico y la pasión. Mantén el granate contigo cuando busques el amor romántico o sostenlo en tu mano receptora (no dominante) mientras meditas sobre la búsqueda de una pareja romántica.

Remedio 3: trabajo en el chakra con citrino

El citrino puede ayudarte a obtener amor propio al elevar tu autoestima. Esta es una piedra del chakra del plexo solar; sin embargo, si no hay autoestima, el amor propio en el chakra del corazón no es posible. Medita con el citrino en tu mano receptora (no dominante) presionada en tu chakra del plexo solar y con tu mano dadora (dominante) presionada en tu chakra del corazón. Repite el mantra «Me amo a mí mismo y soy digno de amor» al menos diez veces. Siente cómo la energía se mueve desde tu chakra del plexo solar hasta tu corazón.

Ansiedad

Aunque es natural sentirse ansioso de vez en cuando, la ansiedad persistente puede impedirte vivir tu vida de una mejor manera.

Vivir en un estado de ansiedad exacerbado puede ponerte a prueba física y emocionalmente, haciendo daño a tu cuerpo, sobrecargando tus glándulas suprarrenales y desequilibrando tus hormonas. La ansiedad puede adoptar muchas formas, como la ansiedad social, las fobias, la preocupación constante o las obsesiones y compulsiones. La ansiedad es un problema del chakra raíz que se relaciona con la sensación de seguridad, por lo que trabajar con este chakra puede ayudarte a sentir más seguro.

«Me relajo en la serenidad infinita».

Meditación:

Siéntate en silencio mientras sostienes una piedra del chakra raíz, como un granate. Cierra los ojos e inspira. Al inspirar, visualiza que la paz fluye hacia tu cuerpo y pronuncia el mantra. Ahora, al exhalar completamente, visualiza que tu ansiedad fluye fuera de ti. Continúa durante al menos 10 minutos o hasta que tu ansiedad disminuya.

Remedio 1: ágata de encaje azul

El ágata de encaje azul, como su nombre lo dice, tiene un color azul sereno que refleja sus propiedades calmantes. Llevar esta piedra en el bolsillo puede ayudar a aliviar la ansiedad situacional, como los nervios de una entrevista de trabajo o el estrés relacionado con los viajes.

Remedio 2: rejilla de lapislázuli y cuarzo claro

Crea una rejilla circular con una piedra central de lapislázuli grande de cualquier forma y ocho puntos de cuarzo claro dispuestos en círculo alrededor del lapislázuli. Orienta las puntas del cuarzo en dirección contraria al lapislázuli y hacia la habitación. El cuarzo amplificará las propiedades calmantes del lapislázuli y las enviará al área circundante.

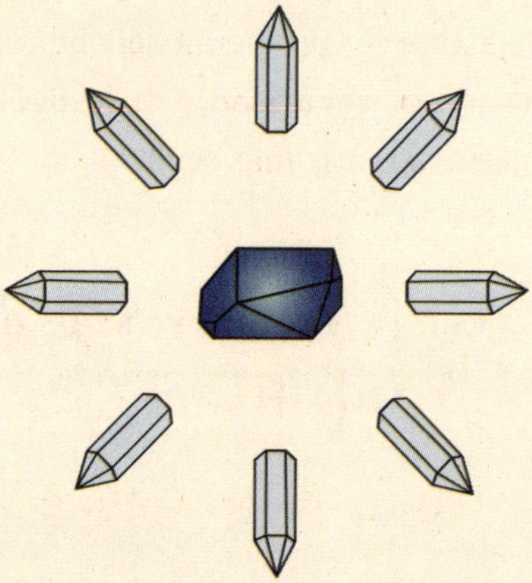

Remedio 3: turmalina negra

Lleva la turmalina negra en tu bolsillo cuando te sientas ansioso. Es una piedra de conexión a tierra que absorberá cualquier negatividad.

Aumentar la energía positiva

Aumentar la energía positiva puede ayudar a que tu vida sea más vibrante y alegre. Aunque sería maravilloso ir por la vida siempre rebosante de energía positiva, lo cierto es que, de vez en cuando, ocurren cosas que se llevan parte de esa positividad. Cuando esto ocurre, puedes tomar medidas para atraer energía positiva de nuevo a tu vida.

«Espero que las cosas positivas se manifiesten en mi vida hoy y todos los días».

Meditación:

Siéntate tranquilamente con los ojos cerrados, respirando de manera normal. Visualiza cualquier energía negativa que hayas acumulado abandonando tu cuerpo. Ahora, repitiendo el mantra, visualiza una luz blanca vibrante que viene de arriba y entra por tu chakra de la corona, bajando por todos tus chakras y llenando tu cuerpo. Permite que la luz blanca eleve tu energía. Haz esto durante al menos 10 minutos.

Remedio 1: cuarzo claro

Para aumentar la energía positiva necesitas limpiar tu aura y eliminar la energía negativa. El cuarzo claro es una piedra maestra de limpieza que te ayudará a recargar tu aura con energía positiva y a eliminar la energía negativa. Para utilizarla sostén el cuarzo en tu mano receptora (no dominante) mientras te sientas cómodamente con los ojos cerrados, respirando normalmente. Visualiza la energía de la piedra fluyendo hacia tu mano receptora y, luego, hacia tu cuerpo, llenándote de energía positiva. Observa cómo la energía se proyecta fuera de tu cuerpo y va hacia tu aura, llenándola de energía positiva.

Remedio 2: cuarzo ahumado

El cuarzo ahumado tiene una vibración muy positiva y puede convertir la energía negativa en energía positiva. Me gusta llevar un cristal de cuarzo ahumado en mi bolsillo para mantener y aumentar mi energía. Limpia el cristal de cuarzo y recárgalo a diario, ya que no solo aumenta las vibraciones positivas, sino que también absorbe la energía negativa.

Autocontrol

A veces sienta bien dejarse llevar un poco por el descontrol. De vez en cuando todos cedemos y nos damos un capricho, y esto puede ser bueno para el espíritu. Sin embargo, si habitualmente careces de autocontrol, y esto te impide recorrer tu verdadero camino o alcanzar tus objetivos, entonces puede ser el momento de reevaluar y tomar medidas.

«Tengo pleno control de mis acciones».

Meditación:

La meditación de atención plena es una forma de ejercer el autocontrol porque te enseña a concentrarte y a no permitir que tus pensamientos se escapen de ti. En este caso, céntrate en el mantra, repitiéndolo una y otra vez. Si surgen otros pensamientos durante este proceso, obsérvalos y suéltalos suavemente sin quedarte atrapado en ningún pensamiento en concreto. Utiliza el mantra para centrarte y ayudarte a mantener el control durante la meditación, la cual debería durar al menos 10 minutos.

Remedio 1: ónix

El autocontrol se origina en el chakra raíz, por lo que esta poderosa piedra funciona tan bien para ayudarte a desarrollar el autodominio. El ónix te da estabilidad y te ayuda a mantener la determinación a medida que avanzas hacia tu objetivo. Utiliza una piedra de ónix cuando realices el centrado y la conexión a tierra (ver páginas 86-87 y 88-90). Limpia y carga esta piedra diariamente después de usarla.

Remedio 2: jaspe rojo

El jaspe rojo, otra piedra del chakra raíz, puede ayudar a mantener la autodisciplina, que nos mantiene en control. Lleva el jaspe rojo en el bolsillo de tu pantalón, y tócalo o siéntelo a lo largo del día cuando presientas que tu autocontrol se desplaza.

Consejo: intenta meditar con una piedra de ónix o jaspe rojo en tu chakra raíz al iniciar el día, a fin de que te ayude a mantener el autocontrol durante toda la jornada. Acuéstate de espaldas con la piedra sobre tu chakra raíz. Visualiza tu chakra tornándose rojo, recibiendo la energía de la piedra.

Autoestima/autovaloración

A lo largo de nuestra vida pueden ocurrir muchas cosas que afectan nuestra autoestima. Es posible que interioricemos mensajes que oímos en nuestra infancia y los llevemos con nosotros durante toda nuestra vida, puede que nos comportemos de una manera que no es coherente con nuestra integridad o puede que tengamos relaciones fallidas que nos hagan sentir indignos de amor. La autoestima es un problema del chakra del plexo solar, y sin ella es difícil encontrar la alegría y la paz en nuestras vidas.

«Me quiero a mí mismo y soy digno de amor y respeto».

Meditación:

Dado que la autoestima está tan estrechamente ligada al chakra del plexo solar, una meditación centrada en la apertura de este chakra puede ayudar a reforzar la autoestima. Acuéstate de espaldas con las manos colocadas suavemente sobre tu chakra del plexo solar. Respira normalmente. Visualiza una luz dorada que viene del Universo hacia tus manos y tu chakra. Imagina el chakra como una luz amarilla dorada que crece y se arremolina y deja que su energía fluya por todo tu cuerpo. Mientras lo haces, repite el mantra. Hazlo durante al menos 10 minutos y, de preferencia, durante varios días seguidos.

Remedio 1: citrino

Esta piedra dorada es la encarnación del color del chakra del plexo solar. Es una piedra poderosa que ayuda a promover los sentimientos de autoestima y autovaloración, por lo que es un excelente cristal si estás luchando con la autoestima. Para utilizar el citrino, colócalo en tu chakra del plexo solar mientras haces la meditación. También puedes llevarlo contigo y sostenerlo siempre que sientas que tu autoestima empieza a decaer. Mientras sostienes el citrino en tu mano receptora (no dominante), repite el mantra diez veces.

Remedio 2: hematita

La hematita es una piedra del chakra raíz, pero también es un fuerte constructor de autoestima. Puedes encontrar anillos de hematita muy económicos en Internet o en tiendas de cristales. Lleva uno, pero siempre límpialo cada pocos días.

Autolesión/autosabotaje

Muchas personas se sabotean a sí mismas sin siquiera darse cuenta de que lo están haciendo. Otras lo hacen deliberadamente. En cualquier caso, la autolesión y el autosabotaje pueden manifestarse de múltiples maneras; por ejemplo, en la búsqueda de emociones o comportamientos peligrosos, en la adicción a las drogas o al alcohol, en los trastornos alimentarios o en la adicción a cortarse. Si te autolesionas, es importante que busques ayuda profesional, porque tu vida puede depender de ello.

«Me merezco estar bien,
así que me cuido para apoyar
mi propio bienestar».

Meditación:

La afirmación positiva puede ser uno de los tipos de meditación más eficaces para superar la mentalidad de autosabotaje. Puedes utilizar el mantra, pero también recomiendo hacer una lista de tus propias afirmaciones personales. Deben ser pensamientos positivos sobre ti mismo, como «Soy feliz y estoy en paz», «Tengo éxito en todos mis esfuerzos» o «Espero que ocurran cosas buenas en mi vida, hoy y todos los días». Recita cada una de tus afirmaciones tres veces al día frente a un espejo y obsérvate mientras lo haces.

Remedio 1: turmalina negra

La turmalina negra, una piedra del chakra raíz, funciona como una esponja, absorbiendo cualquier pensamiento o energía negativa. Puede trabajar para bloquear la energía negativa de otros y también puede absorber cualquier negatividad propia. Lleva la turmalina negra alrededor de tu cuello como colgante, pero asegúrate de limpiarla y recargarla a diario. También puedes tener una turmalina negra en tu mesita de noche.

Remedio 2: obsidiana

La obsidiana es otra piedra que puede ayudarte a eliminar los pensamientos negativos. Cuando sientas que estás cayendo en un patrón de pensamiento negativo, sostén la obsidiana en tu mano receptora (no dominante) y repite el mantra o tus afirmaciones diez veces.

Consejo: la depresión a menudo se encuentra en la raíz de los impulsos de autolesión o autosabotaje. Utiliza los remedios, el mantra y la meditación para la depresión (ver páginas 104 y 105) junto con estos remedios.

Bloqueo emocional

Las emociones bloqueadas o atrapadas pueden impedir el libre flujo de energía entre los chakras y en todo el cuerpo. Cuando la energía se bloquea de esta manera, puede afectar a todos los aspectos de tu salud mental, física, emocional y espiritual. Puedes sentir las emociones bloqueadas como síntomas físicos o puedes experimentar una sensación de adormecimiento mental, emocional o espiritual. Liberar estos bloqueos es importante para vivir una vida con alegría y propósito.

«Experimento cada emoción plenamente y, luego, la libero en el Universo».

Meditación:

Siéntate o acuéstate cómodamente. Cierra los ojos y escanea mentalmente tu cuerpo. Visualiza cualquier lugar que sientas bloqueado o congestionado como una sombra oscura. Enciende una luz blanca sobre la sombra, y observa cómo la luz la rompe, levantando la sombra y sacándola de tu cuerpo mientras se disuelve en el Universo. Repite el mantra mientras liberas cada bloqueo.

Remedio 1: amatista

La amatista puede ayudar a facilitar la liberación emocional. Sostén una amatista en tu mano receptora (no dominante) mientras realizas la meditación.

Remedio 2: cuadrícula de cuarzo claro

Prepara una simple rejilla cuadrada con cinco piezas de cuarzo claro de cualquier forma. Coloca la pieza más grande en el centro y, luego, coloca cuatro piezas a su alrededor, formando cuatro esquinas de una caja. Coloca la rejilla cerca de tu espacio de meditación.

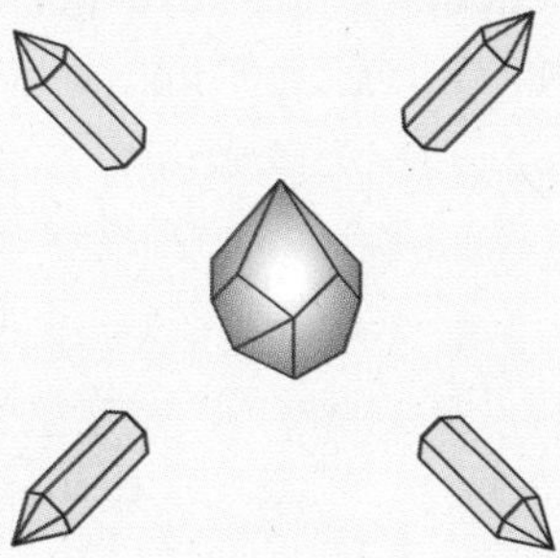

Remedio 3: lapislázuli

Lleva un colgante de lapislázuli alrededor de tu cuello. El lapislázuli puede ayudar a liberar las emociones bloqueadas y fomentar la autoaceptación.

Bondad

La bondad, el amor y la compasión van de la mano, y los tres surgen del chakra del corazón, que es donde se forma el amor incondicional. Tratar a las personas con amabilidad —sin importar quiénes sean o cómo te traten— es una declaración muy poderosa al Universo de tu amor incondicional por ti mismo y por los demás. También es un importante recordatorio de que eres uno con todos y todo lo que te rodea. Al tratar a los demás con amabilidad también te tratas a ti mismo con amabilidad.

«Trato a toda criatura viviente, incluyéndome a mí mismo, con compasión y bondad».

Meditación:

Cada vez que te encuentres con otra persona tómate un momento para repetir el mantra unas cuantas veces y visualiza a esa persona rodeada de una luz blanca pura.

Remedio 1: trabajo en el chakra del corazón con aventurina verde

Este cristal del chakra del corazón despierta la compasión y la bondad, tanto para ti como para los demás. Cada día, antes de salir de tu casa para encontrarte con otros, tómate unos minutos para sostener la aventurina verde a la altura del chakra del corazón mientras repites el mantra para ti mismo varias veces.

Remedio 2: cuarzo rosa

El cuarzo rosa es la piedra universal del amor. Guárdala en tu bolsillo, y cuando sientas que surge una acción poco amable (y todos experimentamos esas cosas), mete la mano en tu bolsillo y toca el cuarzo rosa, repitiendo el mantra para ti mismo tres veces o hasta que se te pase el impulso.

Consejo: la amabilidad es un acto consciente que se hace más fácil cuando más se practica. Intenta practicar actos sencillos de amabilidad a lo largo del día para fortalecer tu «músculo de la amabilidad». Por ejemplo, decídete a ofrecer una sonrisa genuina a tres extraños a los que normalmente no saludarías, o hazles a algunas personas cumplidos sinceros. Si te propones comportarte intencionadamente de forma amable con los demás, pronto desarrollarás la amabilidad como tu segunda naturaleza.

Cambiar

A veces se llega a un punto de la vida en el que se está atascado en la rutina y se sabe que hay que cambiar. Sin embargo, puede ser difícil dar realmente los pasos necesarios para este cambio porque estamos muy cómodos donde nos encontramos ahora. De vez en cuando todo el mundo necesita un poco de ayuda para empezar, pero una vez que lo hagas descubrirás que el esfuerzo que has hecho para cambiar ha valido la pena.

«Tengo la motivación para hacer los cambios necesarios para mi crecimiento».

Meditación:

Siéntate cómodamente y con los ojos cerrados. Respira de forma natural, relajando el cuerpo y la mente. Visualiza el aspecto de ti mismo que te gustaría cambiar e imagínate haciendo ese cambio; visualiza hasta que sientas que has hecho ese cambio. Permítete sentir la alegría y el poder que se derivan de ese cambio. Después de la visualización, repite el mantra nueve veces (en numerología, el nueve es el número de la culminación).

Remedio 1: aventurina azul o verde

La aventurina azul y verde son piedras de la oportunidad, y el cambio siempre tiene que ver con la oportunidad. Duerme con una aventurina azul o verde bajo tu almohada para que te ayude a despertar subconscientemente tu voluntad de cambio.

Remedio 2: cianita azul

Utiliza la cianita azul para que te ayude a deshacerte de viejos hábitos y creencias que a menudo te impiden realizar cambios en tu vida. Medita sosteniendo un cristal de cianita azul en tu mano receptora (no dominante). Al inspirar, repite «Doy la bienvenida a las nuevas ideas que me sirven», y al espirar, repite «Libero lo que ya no me sirve».

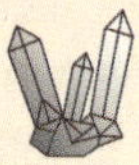

Consejo: la mayoría de las veces es tu mentalidad la que impide el cambio. Puede ser útil pensar en el cambio de una manera diferente. En lugar de considerarlo como un mal necesario o como algo que hay que temer, piensa que siempre será una oportunidad para aportar energía positiva y nueva a tu vida.

Cambios de humor

No siempre es fácil mantenerse emocionalmente estable, ni tampoco es necesario. A lo largo de la vida experimentarás una increíble variedad de emociones, las cuales forman parte de la experiencia humana. Estas emociones son normales y saludables siempre que no te quedes atrapado en una sola emoción negativa. Sin embargo, los cambios de humor suelen acompañar a los problemas hormonales, el estrés y otras dificultades, y pueden ser problemáticos en las relaciones. Estos remedios podrían ayudarte a normalizar los cambios de humor erráticos que pueden afectar tu forma de relacionarte con los demás.

«Gestiono mis sentimientos con amabilidad y compasión hacia mí y hacia los demás».

Meditación:

La mejor meditación para los cambios de humor es la simple respiración profunda y la atención plena. Cuando sientas que tu estado de ánimo es inestable, cierra los ojos y respira profundamente varias veces. Mientras respiras, repite el mantra para ti mismo hasta que empieces a sentirte más equilibrado.

Remedio 1: cuarzo ahumado

El cuarzo ahumado es un excelente cristal para equilibrar las emociones, por lo que es estupendo que lo lleves contigo si sufres de cambios de humor relacionados con las hormonas del sistema reproductivo (como el síndrome premenstrual o la menopausia). En esos momentos, lleva un trozo de cuarzo ahumado en tu bolsillo, cerca de tu chakra sacro, que controla estas hormonas. Si sientes que un cambio de humor te afecta, repite el mantra diez veces.

Remedio 2: sodalita

También puedes experimentar cambios de humor asociados con otras hormonas, en particular con la tiroides y la paratiroides. Para ayudar en estos casos, lleva un trozo de sodalita alrededor de tu cuello y concéntrate en tu chakra de la garganta.

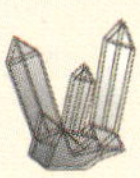

Consejo: los cambios de humor y la irritabilidad también pueden estar relacionados con problemas personales no hormonales, como el estrés, la depresión o la ira no expresada. Si tus cambios de humor están relacionados con estos problemas, toma en cuenta los remedios que te doy en este capítulo.

Centrarse

Es el proceso de calmar la mente, el cuerpo y el espíritu y entrar en nuestro centro de paz. Cuando estamos centrados, nos encontramos en un estado tranquilo y relajado, pero también estamos alerta. Desde este estado es más fácil entender el flujo de energía e información que nos rodea, y es más fácil sintonizar con nuestra creatividad, sentimientos e intuición, así como recibir información de lo Divino.

«Relajo mi mente, cuerpo y espíritu y encuentro mi centro».

Meditación:

Siéntate cómodamente con los ojos cerrados. Observa tu respiración. Cuando empieces a relajarte, repite el mantra varias veces hasta que te sientas completamente relajado, manteniendo la atención en tu centro, en la zona del plexo solar y tu chakra sacro.

Remedio 1: ágata de encaje azul

El ágata de encaje azul es una piedra calmante que también puede ayudarte a centrarte. Sostén la piedra en una mano y, con los ojos cerrados, respira profundamente, permitiendo que la calma te invada. Puedes permanecer en cualquier posición, incluso de pie, y, de este modo, lograr centrarte. Si tiendes a descentrarte mucho, puede ser útil que lleves contigo un trozo de ágata de encaje azul para sostenerlo siempre que necesites encontrar tu centro.

Remedio 2: cuarzo claro

Céntrate al comienzo del día con una breve meditación con cuarzo claro. Siéntate cómodamente, sosteniendo un trozo de cuarzo claro en tu mano receptora (no dominante). Cierra los ojos y respira diez veces; son respiraciones profundas y completas, fijando tu atención en tu núcleo y sintiendo la energía del cuarzo claro que va fluyendo hacia tu centro.

Consejo: normalmente, la conexión a tierra y el centrado son actividades que se realizan conjuntamente. Siempre conéctate a tierra (ver páginas 88-90) antes de centrarte.

Compasión

La compasión está estrechamente relacionada con el amor incondicional, que es una función del chakra del corazón. La compasión te permite actuar con amabilidad y cuidado con otra persona. A veces, la compasión puede ser difícil de encontrar, sobre todo cuando se trata de personas complicadas en la vida. Sin embargo, responder con compasión a los demás —incluso a las personas más difíciles— permite la curación en tu propia vida.

«La chispa de la Divinidad en mí reconoce la chispa de la Divinidad en ti».

Meditación:

Siéntate o acuéstate cómodamente con los ojos cerrados. Visualiza a la persona por la que deseas cultivar la compasión. Ahora, mientras repites el mantra, visualiza que una luz blanca y pura sale de tu corazón y entra en el corazón de esa persona, permitiendo que la luz fluya desde ambos y los rodee por completo. Realiza esto durante unos 10 minutos.

Remedio 1: trabajo en el chakra del corazón con cuarzo rosa

Sostén un trozo de cuarzo rosa en tu mano receptora (no dominante) y presiónalo suavemente contra tu chakra del corazón. Mantén la mano que da (dominante) frente a ti con la palma hacia arriba. Cierra los ojos e imagina que la energía fluye desde el cristal hacia tu chakra del corazón, y luego hacia fuera a través de tu mano dadora y hacia el Universo, hasta que llegue a la persona por la que deseas experimentar la compasión. Realiza esta meditación durante 10 minutos.

Remedio 2: celestita

La celestita puede ayudar a sanar las relaciones y fomentar la compasión. Lleva un pequeño trozo de esta hermosa piedra azul claro en tu bolsillo cuando vayas a pasar tiempo con alguien por quien necesites desarrollar la compasión.

Consejo: «La chispa de la Divinidad en mí reconoce la chispa de la divinidad en ti», ese es el significado de la palabra *namaste*. Es un recordatorio de que todo el mundo tiene la misma chispa de lo Divino y que, aunque parezcamos diferentes los unos de los otros, en realidad, todos somos uno. Meditar en tu unidad con todos los habitantes del planeta puede ayudarte a desarrollar la compasión por todos, incluso por las personas que más te frustran o enfadan.

Conexión a tierra

Conectarnos a la tierra nos mantiene unidos a ella; es nuestra fuente de apoyo y fuerza. Conectarnos a la tierra diariamente puede ayudar a mantenernos concentrados y centrados. Conéctate siempre que te sientas mal, si estás mareado o confuso, o si simplemente no te sientes bien. También es importante hacerlo después de la meditación, la oración u otras actividades espirituales o cerebrales.

> «Honro a la joya dentro de la flor de loto. (Om mani padme hum)».

Meditación:

Om mani padme hum (se pronuncia «ohm mah-nee pahd-may hum») es un mantra sánscrito que se utiliza a menudo para enraizarse y centrarse. El loto representa el nacimiento o el desarrollo espiritual, mientras que la joya representa la Divinidad del ser humano que vive en la espiritualidad. Este es el mantra perfecto para usar con una simple meditación de mantra. Siéntate cómodamente sosteniendo en cualquiera de tus manos alguna de las piedras de enraizamiento enumeradas en esta sección. Respira normalmente y repite el mantra suavemente en voz alta o para ti mismo durante al menos 10 minutos o más si es necesario.

Remedio 1: visualización con piedra de tierra

Siéntate en una posición cómoda en el suelo, donde no sea posible que te molesten. Agarra suavemente una piedra de refugio entre tus manos, que están colocadas en tu regazo. Cierra los ojos. Visualízate a ti mismo echando raíces desde tu núcleo y extendiéndote hacia la tierra, envolviéndote con el núcleo de la Tierra. Continúa tu meditación durante al menos 10 minutos.

Remedio 2: turmalina negra

Sostén la turmalina negra en tu mano receptora (no dominante). Quítate los zapatos y sal a la hierba con los pies descalzos. Cierra los ojos durante al menos 10 minutos y siente tu conexión con la tierra que está debajo de ti.

Remedio 3: obsidiana

Para ayudar a mantenerte conectado a tierra lleva un trozo de obsidiana en tu bolsillo.

Conexión con el propio espíritu

Los seres humanos se componen de mente, cuerpo y espíritu. A menudo, las personas son muy buenas para conectar con una o dos de esas partes (normalmente, la mente y el cuerpo), pero no son tan eficaces para conectar con el espíritu. La conexión con tu espíritu te permite vivir en tu integridad y recorrer el camino que tu espíritu pretende, que está alineado con tu propósito superior.

«Estoy agradecido con mi ser superior, que me guía en todo lo que hago».

Meditación:

Siéntate cómodamente con los ojos cerrados. Enfoca tu atención hacia el interior, permitiéndote viajar, dentro de ti, al lugar donde habita tu espíritu. Mientras enfocas tu atención, repite el mantra. Continúa durante al menos 10 minutos.

Remedio 1: fluorita arcoíris

Como trabaja con todos los chakras superiores, desde el corazón hasta el chakra de la corona, la fluorita arcoíris es muy buena para conectarte con tu ser superior. Coloca una fluorita arcoíris bajo tu almohada durante la noche y repite el mantra mientras te duermes. Mantén un diario junto a tu cama para anotar cualquier idea que tengas al despertar.

Remedio 2: celestita

La celestita también puede ayudarte a comunicar con tu ser superior. Sostén un trozo pequeño en tu mano receptora (no dominante) mientras meditas, prestando atención a cualquier mensaje que recibas.

Consejo: tu espíritu está aquí para guiarte. Puedes pedirle que te guíe en cuestiones concretas. Intenta hacerle una pregunta mientras te quedas dormido y, luego, anota los sueños o percepciones que tengas cuando te despiertes. Colocar un trozo de fluorita arcoíris o celestita bajo tu almohada puede ayudarte a amplificar estos mensajes. Recibir la información mientras duermes puede ayudar a eliminar cualquier cosa; por ejemplo, el ego, que puede bloquear la información durante tus horas de vigilia.

Conexión con lo Divino

Dentro de cada uno de nosotros hay una chispa de lo Divino. Cada criatura y objeto viviente en la Tierra está hecho del mismo material energético que viene directamente de la Fuente. Conectarse con lo Divino sirve para muchos propósitos, desde equilibrar las emociones hasta experimentar la gracia, la gratitud, la alegría y el asombro. Emplear tu tiempo para conectar con la Divinidad diariamente a través de la oración o la meditación puede mejorar enormemente tu vida.

«Doy la bienvenida a la presencia de la Divinidad.
Yo existo dentro de la Divinidad como la Divinidad existe dentro de mí».

Meditación:

Siéntate tranquila y cómodamente, respirando normalmente. Conéctate a tierra y céntrate. Ahora, visualiza una luz blanca que desciende desde arriba y entra a través de tu chakra de la corona. Permite que la luz blanca fluya a través de tu cuerpo y fuera de él, llenándote y envolviéndote completamente. Mientras visualizas, pronuncia el mantra. Siéntate dentro de la luz blanca durante al menos 10 minutos. Termina conectándote con la tierra nuevamente.

Remedio 1: súper siete (siete sagrado o piedra de la melodía)

Este es un cristal de muy alta vibración que contiene siete tipos diferentes de cristales dentro de una sola piedra. Abre tu aura y espíritu a una influencia más elevada, a la vez que despiertas tu intuición. Utiliza esta poderosa piedra sosteniéndola en tu mano receptora (no dominante) durante la meditación para ayudarte en tu conexión con lo Divino.

Remedio 2: diamante Herkimer

El diamante Herkimer es otro cristal muy poderoso de alta vibración. Trabaja con él en tu meditación u oración sosteniéndolo en tu mano receptora (no dominante) mientras meditas o rezas.

Consejo: debido a que estos cristales tienen una vibración muy alta, querrás trabajar con ellos en periodos cortos, al menos al principio. Empieza trabajando con los cristales de 5 a 10 minutos, y ve subiendo a sesiones más largas de 30 a 60 minutos.

Confiabilidad

En el mundo actual puede ser difícil confiar en casi todo. Sin embargo, es importante confiar en nuestras relaciones, en la espiritualidad, en nosotros mismos y en nuestras emociones. Aprender a confiar puede ser más difícil si has crecido en una situación en la que no sentías que podías fiarte de la gente. Pero ahora puedes empezar a construir la confianza en todos los niveles.

«Confío en que el Universo me proporcionará todo lo que necesito en el camino de mi espíritu».

Meditación:

Siéntate tranquilamente con los ojos cerrados, respirando de manera normal. Concéntrate en tu chakra raíz, que es donde se desarrollan la seguridad y la protección. Imagina que tu chakra raíz está brillando en un tono rojo, como una bola de luz que gira. Ahora, imagina que la luz blanca del Universo entra en tu chakra y se mezcla con la luz roja. Mientras haces esto, repite el mantra durante al menos 10 minutos.

Remedio 1: calcedonia azul

Si tienes dificultades para confiar en ti mismo, utiliza calcedonia azul, que despeja las dudas y refuerza tu propio sentido de la confianza. Llévala en tu bolsillo, y asegúrate de limpiarla y recargarla diariamente.

Remedio 2: sodalita

La sodalita es una piedra que promueve la verdad y la confianza, por lo que es una piedra excelente si estás experimentando problemas de confianza en tu relación. Lleva la sodalita contigo siempre que estés con la persona con la que tienes estos problemas.

Consejo: la confianza en el Universo se reduce a tener fe. Si experimentas desconfianza universal, utiliza los remedios para la fe de las páginas 119 y 120.

Confianza

La confianza proviene del chakra del plexo solar, donde se fomenta el sentido de identidad personal y la autoestima. La integridad, un tema del chakra del corazón, también desempeña un papel en la confianza, porque es difícil tenerla cuando no vives y dices tu verdad. Para tener más confianza presta mucha atención a estos dos chakras, aprendiendo quién eres y viviendo esa verdad con integridad.

«Expreso confianza porque sé que estoy viviendo mi verdad».

Meditación:

Siéntate o acuéstate en silencio con los ojos cerrados. Coloca un cristal de citrino en tu chakra del corazón y otro de lapislázuli en tu chakra de la garganta. Ahora, visualízate a ti mismo realizando tu día con la confianza de que estás viviendo dentro de tu integridad. Sé lo más detallado posible en la visualización. Cuando termines, repite el mantra diez veces.

Remedio 1: piedra lunar

Usa joyas de piedra lunar o lleva una piedra lunar en tu bolsillo siempre que necesites un impulso extra de confianza. Es una piedra que te anima y te da fuerza para tener confianza en ti mismo.

Remedio 2: hematita

La hematita es una piedra muy poderosa que ayuda a construir y aumentar la confianza en uno mismo. Durante la noche, duerme con un trozo de hematita bajo tu almohada para ayudar a construir tu confianza mientras descansas. Cuando te despiertes por la mañana, repite el mantra diez veces antes de levantarte para seguir con tu día.

Confusión

La vida puede ser confusa a veces. Ya sea por una causa emocional, mental, espiritual o física, la confusión puede mantenerte atascado en el mismo lugar, lo que te impide progresar. Obtener claridad te permite superar la inercia causada por la confusión, liberándote para avanzar en tu vida de forma positiva y productiva.

> «Veo mi vida y mis elecciones con claridad y avanzo con seguridad en mí mismo».

Meditación:

Buscar la guía de tu ser superior y de la Divinidad puede ayudarte a aliviar la confusión y a aportar claridad. Siéntate en silencio con los ojos cerrados, respirando normalmente. Visualiza una luz blanca y pura procedente de lo alto fluyendo hacia tu chakra de la corona y lleva la luz hacia tu chakra del tercer ojo.

Ahora, concéntrate en tu tercer ojo, repitiendo el mantra durante al menos 10 minutos o hasta que tu confusión desaparezca.

Remedio 1: ametrina

La ametrina puede ayudar a aumentar la claridad, lo que despeja la confusión. Trabaja con tu tercer ojo, ayudándote a aumentar la visión, así como con tu chakra del plexo solar, que te da confianza en tu visión. Cuando te sientas confuso, lleva una ametrina en tu bolsillo o tenla como colgante en tu cuello. Cuando empieces a sentirte confuso, sostén la ametrina en tu mano, cierra los ojos y repite el mantra diez veces o hasta que tengas una sensación de paz.

Remedio 2: selenita

La selenita es un cristal de alta vibración que te conecta con una fuente superior de sabiduría. Si estás experimentando confusión, sostén un trozo de selenita y siéntate o ponte de pie, y en silencio, de 5 a 10 minutos, con los ojos cerrados, respirando profundamente, repite el mantra. También puedes llevar un trozo de selenita contigo durante todo el día si experimentas una confusión constante.

Consejo: si te despiertas a menudo sintiéndote confuso, duerme con un trozo de ametrina o selenita bajo tu almohada para que te ayude a ganar claridad mientras duermes.

Consuelo

En los momentos difíciles solemos recurrir a otras personas u objetos en busca de consuelo. Aunque las relaciones con los demás son una parte importante del ser humano, nosotros mismos podemos ser nuestra mayor fuente de consuelo en los momentos de dolor.

El uso de cristales puede ayudar a que nos demos cuenta de que la fuente más importante de consuelo se encuentra dentro de nosotros, permitiéndonos conectar con nuestra propia fuente de poder Divino para lograr la paz y la aceptación.

«Estoy agradecido con la Divinidad, mi fuente de consuelo».

Meditación:

Siéntate cómodamente con los ojos cerrados, colocando tu mano receptora (no dominante) sobre tu cabeza y tu mano dadora (dominante) sobre tu corazón. Respira con naturalidad y, repitiendo el mantra, visualiza una suave luz verde que desciende desde arriba y entra por tu chakra de la corona. Permite que la luz fluya hacia abajo a través de los demás chakras hasta tu corazón, así como a través de tus brazos y manos hasta tu chakra del corazón. Siéntete así durante al menos 10 minutos o hasta que te sientas cómodo.

Remedio 1: trabajo en el chakra con selenita y aventurina verde

La comunicación con lo Divino viene del chakra de la corona y fluye hacia el chakra del corazón. Utiliza esta meditación con cristales para atraer la paz mediante tu chakra de la corona y enviar alivio emocional a tu chakra del corazón. Acuéstate de espaldas, colocando un cristal de selenita en el suelo, justo tocando la parte superior de tu cabeza en el chakra de la corona, y un cristal de aventurina verde en tu chakra del corazón. Siente el flujo de energía entre las dos piedras a lo largo de la línea media de tu cuerpo.

Remedio 2: lágrimas de apache

Las lágrimas de apache son excelentes para aliviar la pena y ofrecer consuelo. Lleva lágrimas de apache contigo, tan cerca de tu corazón como puedas. Por ejemplo, puedes meterlas en el bolsillo de tu camisa o en tu sujetador.

Consejo: la conexión con la Fuente, sea cual sea el nombre que elijas (Dios, Buda, Cristo, la energía Divina, la Fuente, la Diosa, etcétera), siempre puede proporcionar consuelo. Los cristianos llaman a este concepto «gracia», y hace referencia a que la Fuente Divina alivia el dolor y la pena. Permítete conectar con tu Fuente, o como la definas, a través de la oración o la meditación en tus momentos de mayor dolor, y permite que la energía de la Divinidad fluya a través de ti.

Contentamiento

Vivir una vida satisfecha significa que eres feliz y estás en paz contigo mismo y con tus circunstancias. Sin embargo, el estar contentos no significa estancamiento. Por el contrario, es una elección consciente de permanecer en paz en todas las circunstancias. Imagina el contentamiento como la capacidad de permanecer en paz en medio de la confusión, sentado tan quieto como una roca en un tornado, donde la roca descansa sólidamente en el suelo mientras todo se arremolina en un tornado a su alrededor.

«Experimento la satisfacción y la paz en todas las circunstancias».

Meditación

Otra forma de visualizar la satisfacción es como una caña que se dobla con el viento, doblándose pero sin llegar a romperse, y que luego se endereza hacia el sol una vez que ha pasado la tormenta de viento. Siéntate tranquila y cómodamente, respirando normalmente. Repite el mantra mientras visualizas la caña que se dobla con tanto viento, pero nunca se rompe y siempre vuelve a estar erguida para mirar al sol. Haz esto durante al menos 10 minutos.

Remedio 1: amatista

La amatista es una piedra polivalente y funciona especialmente para establecer la calma y la satisfacción. Usa joyas de amatista, como un colgante o unos pendientes; también puedes llevar un trozo de amatista en tu bolsillo.

Remedio 2: trabajo en el chakra del corazón con aventurina verde

Esta piedra imparte satisfacción y tranquilidad, trabajando con tu chakra del corazón para añadir amor incondicional. Acuéstate en el suelo con la aventurina verde sobre tu chakra del corazón. Cierra los ojos y repite el mantra durante 10 minutos.

Remedio 3: cuarzo rosa

Este tranquilo cristal del amor incondicional puede ayudarte a amar tu vida y tus circunstancias también de forma incondicional. Lleva un trozo de cuarzo rosa en tu bolsillo o guarda uno en un lugar donde pases mucho tiempo.

Coraje

Tener valor no significa no sentir miedo. Más bien, implica actuar incluso ante el miedo. Algunas personas necesitan valor para realizar pequeños actos cotidianos, mientras que otras necesitan valor para realizar cambios en sus vidas o enfrentarse a nuevas situaciones. Independientemente del motivo por el que necesites valor, encontrar la fuerza para actuar de forma que apoye tu verdad es esencial para recorrer el camino de tu espíritu.

«Doy gracias a mi ser superior por darme el coraje para hacer todo lo que necesito para recorrer el camino de mi espíritu».

Meditación:

Siéntate tranquila en una posición cómoda y con los ojos cerrados. Repite el mantra diez veces y visualízate realizando el acto que tanto temes y superándolo con una nueva fuerza. Cuando hayas completado su visualización, repite el mantra diez veces más o hasta que sientas una sensación de fuerza.

Remedio 1: piedra de sangre

La piedra de sangre es un cristal de los chakras de la raíz y del corazón; ambos implicados en el desarrollo del valor. El chakra raíz te ayuda a superar el miedo, mientras que el chakra del corazón te permite actuar con amor y propósito. Medita durante 10 minutos sosteniendo la piedra de sangre en tu mano receptora (no dominante) y mientras repites el mantra.

Remedio 2: obsidiana copo de nieve

La obsidiana copo de nieve, una piedra del chakra raíz, te ayuda a conectarte con la tierra y te permite superar el miedo para poder actuar. Lleva la obsidiana copo de nieve en tu bolsillo siempre que necesites más valor.

Remedio 3: cornalina

Otra piedra de los chakras raíz y sacro es la cornalina, que te permite concentrarte en lograr lo que necesitas, sin importar cuánto lo temas. Es una gran piedra para tener en el bolsillo mientras intentas ganar el valor para pedir un aumento o un ascenso en el trabajo.

Creatividad

Los seres humanos somos creativos por naturaleza, porque conseguimos crear lo que somos cada día. Sin embargo, a veces nos quedamos estancados en la rutina y nuestra creatividad parece agotarse. La creatividad es una cuestión del chakra sacro, por lo que trabajar con piedras del chakra sacro como la cornalina puede ayudar a despertar la creatividad.

«Doy gracias al Universo por proporcionarme una fuente ilimitada de creatividad».

Meditación:

Sosteniendo una piedra de cornalina, siéntate en silencio con los ojos cerrados y la atención centrada en tu chakra sacro. Al inhalar, imagina que la creatividad fluye desde el Universo a través de tu chakra sacro. Al exhalar, imagina que la creatividad fluye desde tu chakra sacro hacia todo tu cuerpo. Mientras respiras, repite el mantra diez veces o hasta que sientas una sensación de paz.

Remedio 1: ametrina

La ametrina es una piedra preciosa natural resultado de una combinación de dos cristales que inducen la creatividad: la amatista y el citrino. Para despertar la creatividad pega un cristal de ametrina en la parte inferior de tu silla de oficina. Para inspirarte mientras duermes coloca un cristal de ametrina bajo tu almohada.

Remedio 2: iolita

La iolita, también conocida como zafiro de agua, es un poderoso potenciador de la creatividad y puede ayudar a despertar la inspiración. Usa joyas de iolita o lleva un trozo de esta en tu bolsillo siempre que necesites un poco más de inspiración.

Consejo: si trabajas en una profesión creativa, como la escritura o el diseño gráfico, coloca en tu escritorio un cuenco de cuentas de piedras preciosas hechas con cristales creativos como la ametrina y la calcedonia.

Dejar ir

Dejar ir es una parte importante para aceptar el cambio y seguir adelante con la vida. Sin embargo, no siempre es fácil, ya que aferrarse a lo que es familiar es cómodo. Aun así, en muchos casos, las cosas que no sueltas te retendrán, manteniéndote atrapado en patrones energéticos que ya no te sirven y que te impiden avanzar en el camino de tu espíritu.

«Libero todo lo que ya no me sirve».

Meditación:

Siéntate o acuéstate tranquila y cómodamente. Visualiza todos los patrones, emociones, ideas y cosas a las que te aferras y que ya no te sirven. Mientras repites el mantra, imagina que esas cosas se alejan de ti y se disuelven. Continúa tu meditación durante al menos 10 minutos.

Remedio 1: labradorita

Esta maravillosa piedra puede ayudarte a liberar, permitiéndote hacer cambios transformadores mientras te alejas de los viejos patrones. Es una piedra excelente para liberar creencias, emociones o patrones profundamente arraigados que ya no te sirven. Siéntate en silencio con los ojos cerrados y sostén un trozo de labradorita en tu mano receptora (no dominante). Pregúntate «¿A qué me estoy aferrando que me impide avanzar en mi camino?». Toma nota de todo lo que surja. Ahora, transfiere la labradorita a tu mano dadora (dominante) y pronuncia el mantra. Continúa hasta que sientas una sensación de liberación o una elevación de la energía. Limpia y carga siempre tu labradorita después de realizar este ejercicio.

Remedio 2: trabajo en el chakra del corazón con cuarzo rosa y aventurina verde

Si te estás aferrando a un dolor emocional, prueba esta combinación de piedras del chakra del corazón. Sostén una en cada mano y concéntrate en tu chakra del corazón, repitiendo para ti mismo «Suelta». Continúa durante 10 minutos o hasta que sientas una sensación de liberación y paz.

Remedio 3: rodocrosita

Si el soltar que necesitas hacer implica perdonar a alguien y liberarlo de su ira o daño, intenta usar una rodocrosita. Siéntate con la rodocrosita en la mano que da (la dominante) y visualiza a la persona que necesitas liberar. Cuando veas a esa persona en el ojo de tu mente, repite «Te perdono. Te libero», hasta que sientas que tu espíritu se eleva. (Ver también la sección sobre el perdón en las páginas 109-111).

Depresión

Todo el mundo se siente un poco triste de vez en cuando; sin embargo, cuando esa tristeza persiste, puede convertirse en una depresión crónica. La depresión puede afectar la mente, el cuerpo y el espíritu, provocando un dolor físico persistente y un hastío que impide llevar una vida vibrante, alegre y productiva. Si estás experimentando una depresión, a corto o largo plazo, prueba estos remedios junto con una terapia profesional.

«Busco y disfruto de todo el placer y felicidad disponible en mi vida diaria».

Meditación:

La gratitud es una forma excelente de ayudarte a encontrar las pequeñas alegrías de tu vida. Siéntate en silencio con los ojos cerrados. Pronuncia el mantra en voz alta y, luego, repite «Estoy agradecido por (completa el espacio)». Di algo grande o pequeño que te traiga paz y alegría. Repite esto con todas las cosas que puedas encontrar por las que estés agradecido. Termina diciendo una vez más el mantra.

Remedio 1: ámbar

El ámbar es un cristal feliz que puede ayudarte a elevar tu estado de ánimo. Usa joyas de ámbar siempre que necesites un impulso.

Remedio 2: rejilla de cuarzo claro

El cuarzo claro es un gran cristal multiuso para la curación mental, emocional y espiritual. Puede ayudar a aliviar muchos de los problemas asociados con la depresión. Haz una simple rejilla circular con una pieza grande de cuarzo claro en el centro y ocho puntas de cuarzo claro, todas apuntando lejos de la piedra central para dirigir la energía hacia la habitación. Coloca la rejilla cerca de donde duermes o trabajas.

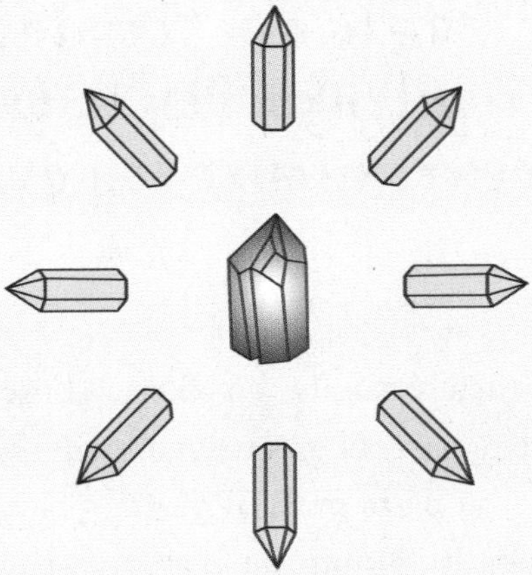

Remedio 3: cuarzo ahumado

El cuarzo ahumado absorbe la energía negativa y la sustituye con energía positiva. Mantén el cuarzo ahumado contigo en todo momento, usándolo como joya o llevándolo en tu bolsillo. Asegúrate de limpiar los cristales diariamente, especialmente si tienes una depresión severa.

Desesperación

La desesperación se produce cuando se ha perdido toda esperanza. Cuando estás desesperado, puedes sentirte en medio de la oscuridad y con dificultades para actuar. Pierdes la motivación y te hace sentir vacío y solo. La forma de combatir la desesperación es empezar a reconectar con cualquier cosa que te haga sentir esperanzado, por pequeña o insignificante que parezca. Una vez que puedas permitir que la esperanza vuelva a entrar en ti estarás en camino a la curación. La desesperación es una situación emocional muy grave que también puede requerir atención de salud mental. Si estás pensando en autolesionarte, busca orientación profesional.

«Para todo lo que termina hay un nuevo comienzo. Doy la bienvenida a mi nuevo comienzo con gratitud».

Meditación:

En lugar de sentarte y meditar en silencio, busca la belleza. Visita algún lugar que te parezca excepcionalmente bello y pasa tiempo ahí, o escucha una pieza musical que te guste. Repite el mantra durante al menos 10 minutos mientras disfrutas y experimentas la belleza.

Remedio 1: cuarzo ahumado

La desesperación es una emoción muy negativa. El cuarzo ahumado puede ayudar a absorber la negatividad y convertirla en energía positiva. Duerme con un cuarzo ahumado bajo tu almohada y llévalo contigo a donde vayas. Recuerda limpiar los cristales diariamente.

Remedio 2: celestita

La celestita puede ayudar a despertar la esperanza. Cuando estés en la más profunda desesperación, no olvides llevar siempre una celestita en tu bolsillo. Límpiala diariamente.

Remedio 3: calcita rosa

La calcita rosa puede ayudarte a encontrar la esperanza en medio de la desesperación, a la vez que te recuerda el amor incondicional. Duerme con una calcita rosa bajo tu almohada.

Discernimiento

El discernimiento te da la capacidad de juzgar bien las situaciones y tomar buenas decisiones. Es necesario para la sabiduría. El discernimiento apropiado viene de tu ser superior y es un proceso intuitivo. Sintonizar con los mensajes de tu alma, así como con los de la Divinidad, que son habilidades del tercer ojo y del chakra de la corona, puede mejorar tu discernimiento para que puedas tomar decisiones que sirvan al camino de tu vida.

«Puedo ver claramente la verdad en cualquier situación y, como resultado, tomo buenas decisiones».

Meditación:

Practica la meditación de atención plena para mejorar el discernimiento. Siéntate en silencio y observa tu respiración sin intentar controlarla. A medida que surjan los pensamientos, obsérvalos y deja que se alejen de forma natural sin tratar de controlarlos. Haz esto durante 10 minutos y, luego, repite el mantra diez veces.

Remedio 1: trabajo en los chakras con cuarzo y amatista

Acuéstate sobre tu espalda. Coloca un cristal de cuarzo claro en el suelo, justo tocando tu chakra de la corona, y un cristal de amatista en tu chakra del tercer ojo. Repite el mantra durante unos 10 minutos y siente cómo la energía fluye hacia tu chakra de la corona y hacia tu chakra del tercer ojo.

Remedio 2: iolita

La iolita es un cristal del chakra del tercer ojo que trae la visión y te ayuda a convertirla en sabiduría. Este es un cristal muy bello en joyería, así que, si puedes encontrar un collar o pendientes de iolita, úsalos. Si no, coloca la iolita bajo tu almohada por la noche. Repite el mantra mientras te duermes. Coloca un diario al lado de tu cama y anota cualquier idea al despertar.

Consejo: si te enfrentas a un problema que requiere discernimiento o sabiduría, lleva contigo durante todo el día el cuarzo claro y la amatista que utilizas para meditar. Ten siempre a mano un papel de borrador o un diario para anotar las percepciones que surjan y léelas más tarde, cuando no estés ocupado.

Duelo

Dolor inevitable en la experiencia humana. Forma parte de la dualidad en la que existimos. Sin el dolor, no seríamos capaces de reconocer o apreciar la alegría. Pero ese conocimiento no hace que la pena sea más fácil. Cuando experimentas un acontecimiento trágico o triste, es necesario que te permitas hacer el duelo. Es igualmente importante que no te quedes en él. No hay que dejarse atrapar por el dolor hasta el punto de no poder salir de él y volver a disfrutar de la vida.

«Me dirijo a la Divinidad para que me consuele durante mi tiempo de duelo».

Meditación:

Siéntate tranquilamente con los ojos cerrados, respirando normalmente. Pronuncia el mantra. Permítete sentir tus emociones a medida que surgen. No las bloquees, deja que se formen completamente. Una vez que la emoción haya disminuido, visualiza una luz blanca que desciende desde arriba y te envuelve en un cálido y sanador resplandor blanco. Continúa tu meditación durante al menos 10 minutos.

Remedio 1: obsidiana

La pena es una emoción muy poderosa. Una piedra que puede absorber parte de tu dolor es la obsidiana negra. Durante los momentos de extrema pena, lleva esta piedra en el bolsillo de tu pantalón. Recuerda limpiarla y recargarla diariamente.

Remedio 2: cuarzo ahumado

El cuarzo ahumado convertirá la energía negativa en energía positiva. Siéntate tranquilamente sosteniendo el cuarzo ahumado en tu mano receptora (no dominante) mientras repites el mantra. Deja que la pena fluya de forma natural. Continúa hasta que el dolor disminuya. Repite esto tantas veces como necesites durante el tiempo de duelo.

Consejo: muchas personas creen que hay un límite de tiempo para el duelo. No es así. Es importante honrar lo que sientes y permitirte experimentar plenamente el duelo, sin importar lo doloroso que sea. Estas herramientas no detendrán el dolor, pero pueden ayudarte a evitar que te quedes tan atrapado y caigas en la depresión.

El perdón

Muchas personas malinterpretan el perdón pensando que es para la persona a la que perdonan y no para ellas mismas. De hecho, el perdón es para ti. Es una forma de decir «Ya no elijo permitir que sus acciones afecten mi vida». No perdonar a otro puede encerrarte en la negatividad, impidiéndote avanzar en el camino de tu vida. Elegir perdonar, por otro lado, puede liberarte de la carga del daño que otros generan.

«Perdono a cualquiera que me haya causado daño y libero a esa persona para que tenga un futuro positivo».

Meditación:

Siéntate en silencio con los ojos cerrados. Visualiza a la persona que necesitas perdonar y pronuncia el mantra. Rodea a la persona con una luz blanca sanadora, diciendo «Te doy las gracias por el papel que has desempeñado en mi vida». Ahora, enumera cualquier efecto positivo, por pequeño que sea, que las acciones de la persona hayan contribuido a provocar en tu vida. Por último, repite «Te perdono y te libero en un futuro positivo».

Remedio 1: trabajo en el chakra del corazón con rodocrosita

El perdón es una función del chakra del corazón. La rodocrosita estimula este chakra, permitiéndote perdonar con amabilidad, compasión y amor incondicional. Acuéstate sobre tu espalda con una rodocrosita en tu chakra del corazón, repitiendo el mantra durante 10 minutos o hasta que sientas el perdón.

Remedio 2: lágrimas de apache

Las lágrimas de apache pueden ayudar a disolver la negatividad hacia uno mismo y hacia los demás. Sostén estos cristales en tu mano receptora (no dominante) mientras meditas. También puedes llevarlos en tu bolsillo cuando sepas que vas a entrar en contacto con una persona a la que necesitas perdonar.

Remedio 3: peridoto

Si es a ti mismo a quien necesitas perdonar, lleva la piedra preciosa peridoto como colgante alrededor de tu cuello. El peridoto puede ayudarte a afrontar tus propios problemas con honestidad, al mismo tiempo que te permite perdonarte a ti mismo por tus elecciones y acciones.

Empatía

La empatía permite comprender y compartir los sentimientos de otra persona. Es una parte importante del desarrollo de la amabilidad y de la relación con los demás. Sin embargo, es posible ser demasiado empático y asumir los sentimientos de los demás como propios, por lo que es importante encontrar formas de protegerse contra el exceso de empatía.

«Soy uno con todo lo que es».

Meditación:

Utilizar una meditación de unidad para darte cuenta de tu conexión con los demás puede ayudarte a desarrollar la empatía. Siéntate cómodamente y cierra los ojos. Respira con normalidad y repite el mantra en voz alta. Centra tu atención en tu interior y luego llévala hacia el exterior, expandiéndola más allá de tu cuerpo y hacia el Universo. A medida que tu energía y tu atención se expanden, nota que ya no puedes distinguir dónde termina tu energía y empieza la de otra persona. Repite el mantra durante al menos 10 minutos.

Remedio 1: aragonito azul

Utiliza el aragonito azul para aumentar la empatía con los demás. Siempre que luches con la empatía hacia otra persona, lleva el aragonito azul contigo; esto te ayudará a poder fomentar esta emoción.

Remedio 2: turmalina negra

Si eres una persona con exceso de empatía, puedes utilizar la turmalina negra para absorber el exceso de energía. Las personas que sienten un exceso de empatía pueden llevar una turmalina negra alrededor del cuello o llevarla en su bolsillo.

Consejo: cuando asumas las emociones de otro y te compadezcas en exceso, cierra los ojos. Visualiza dos interruptores de volumen en tu cabeza: uno con la etiqueta «Yo» y otro con la etiqueta «Todos los demás». Sube el volumen del «Yo» y baja el del «Todos los demás» a un nivel mucho menor.

Empoderamiento

Cuando uno está empoderado se siente capaz de enfrentarse al mundo y conseguir lo necesario para recorrer el camino de su vida. Vivir en esta sociedad moderna a menudo nos deja sin poder, haciéndonos sentir marginados o incapaces de realizar tareas importantes. Recuperar tu sentido del poder es un paso importante para vivir con alegría e integridad.

«Tengo una chispa Divina en mí y me da poder para vivir la vida que elijo».

Meditación:

Cierra los ojos y siéntate cómodamente, respirando de manera normal. Di el mantra en voz alta. A continuación, visualízate haciendo las cosas que necesitas para avanzar en tu vida con confianza, siguiendo cada una de ellas hasta su resultado lógico. Cuando termines de visualizar, repite «Doy gracias a mi ser superior por concederme el poder de seguir el camino de mi alma».

Remedio 1: trabajo en el chakra sacro con piedra solar

La piedra solar es una piedra del chakra sacro, que es donde se forma el poder personal. Acuéstate sobre tu espalda con una piedra solar en tu chakra sacro. Visualiza una luz naranja girando dentro de tu chakra, irradiando hacia el Universo.

Remedio 2: rejilla de cornalina y cuarzo claro

Haz una rejilla simple con una piedra grande de cornalina de cualquier forma y ocho puntos de cuarzo claro. Coloca la cornalina en el centro y pon cada una de las puntas de cuarzo en un círculo alrededor de la piedra con las puntas mirando hacia afuera. El cuarzo amplificará el poder de la cornalina dirigiéndolo hacia el área circundante. Mantén la rejilla cerca del área donde pasas la mayor parte de tu tiempo.

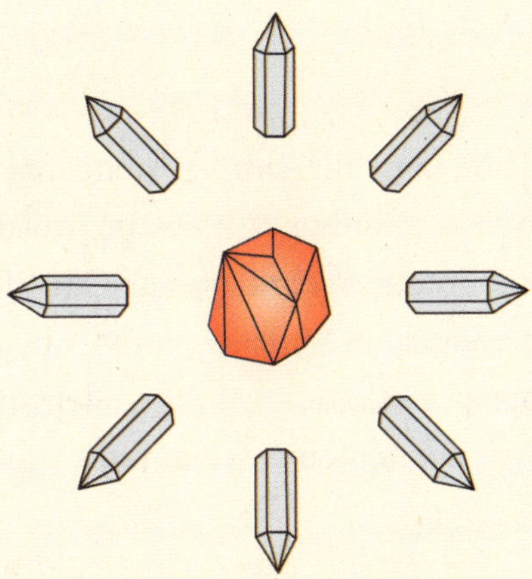

Consejo: algunas personas confunden el empoderamiento con la licencia para hacer lo que quieran, sin importar a quién perjudiquen. Recuerda que el verdadero empoderamiento conlleva responsabilidad. Tienes que seguir actuando de forma amable y compasiva con los demás mientras sigues tu camino.

Equilibrio emocional

Cuando tu vida se desequilibra, las cosas suelen empezar a ir mal. Mantener el equilibrio emocional te ayuda a permanecer estable a lo largo del día, lo que te permitirá pensar con claridad, acceder a tu creatividad, experimentar la gratitud y disfrutar de tu vida. Aunque puedes experimentar altibajos emocionales a lo largo de tu vida, mantener el equilibrio emocional te permite volver siempre a tu centro.

«Permito que mis emociones sirvan como oportunidades de crecimiento y, luego, vuelvo a mi centro».

Meditación:

La práctica diaria de la meditación de atención plena puede ayudarte a equilibrar tus emociones. Siéntate en silencio y observa tu respiración sin intentar controlarla. Cuando surjan pensamientos y emociones, contémplalos como un observador, pero no te dejes atrapar por ellos. En su lugar, deja que pasen rápidamente. Medita durante al menos 10 minutos a primera hora de la mañana.

Remedio 1: meditación del chakra raíz con granate

Según la médica intuitiva Caroline Myss, el chakra raíz es la base de la salud emocional. Medita sosteniendo un granate en tu mano receptora (no dominante), centrándote en tu chakra raíz, para crear una base estable para tus emociones.

Remedio 2: malaquita

La malaquita es una piedra del chakra del corazón que ayuda a reequilibrar ese chakra. Llevar un collar, pulsera o anillo de malaquita puede ayudar a reequilibrar la energía emocional que proviene del corazón.

Remedio 3: fluorita arcoíris

Los muchos colores de la fluorita arcoíris trabajan con los chakras superiores, desde el corazón hasta el tercer ojo, creando un equilibrio entre ellos, lo que puede ayudar a estabilizar las emociones. Lleva la fluorita arcoíris en tu bolsillo o úsala en un collar o pendientes.

Esperanza

La esperanza es necesaria para que el ser humano siga avanzando. Cuando existe ausencia de esperanza, perdemos la motivación para actuar o mejorar nuestras circunstancias. La pérdida total, por su parte, puede llevarnos a la desesperación o al desánimo. A veces puede parecer difícil mantener la esperanza, pero no es imposible; por eso, fomentarla, incluso en tiempos oscuros, puede ayudarte a salir adelante.

«Mi esperanza de que ocurran cosas buenas en mi vida, hoy y todos los días, está viva».

Meditación:

Enumera cinco cosas que te gustaría manifestar en tu vida. Ahora, escríbelas en forma de afirmaciones, utilizando oraciones positivas como si ya las tuvieras. Por ejemplo, «Estoy agradecido por haber obtenido mi título de maestro». Ahora, mírate en el espejo, haciendo contacto visual, y repite cada afirmación cinco veces.

Remedio 1: cuarzo transparente

Sostén un cuarzo transparente en tu mano receptora (no dominante) mientras completas la meditación. El cuarzo amplificará tus afirmaciones y te ayudará a conectarte con la Fuente.

Remedio 2: selenita

La selenita es un cristal de alta vibración que puede ayudarte a conectar con la esperanza. Coloca un pedazo de selenita en tu mesa de noche. Antes de dormir pronuncia el mantra, y cuando te despiertes por la mañana, repite el mantra diez veces.

Remedio 3: amazonita

Conocida como la piedra de la esperanza, la amazonita puede ayudarte a concentrar en la esperanza en lugar de la desesperación. Yo uso la amazonita como piedra de la preocupación, sosteniéndola en la mano y frotando su suave superficie con el pulgar. Lleva una en tu bolsillo y frótala siempre que sientas que necesitas una infusión de esperanza.

Estrés

Vivimos en un mundo estresante y, como resultado, muchas personas experimentan niveles elevados de estrés crónico. Este provoca una respuesta de lucha o huida leve pero persistente, que a su vez hace que las glándulas suprarrenales liberen hormonas como el cortisol en el cuerpo. Los niveles de estrés crónicamente elevados pueden afectar todos los aspectos de tu vida, incluido tu bienestar físico, mental, emocional y espiritual.

«Estoy en paz y tranquilo sabiendo que todo está bien».

Meditación:

Mi meditación favorita para el estrés es la que yo llamo mi meditación del lugar feliz. Para mí, mi lugar feliz es un hermoso prado de altas flores silvestres con montañas nevadas de fondo. Seguro que tú también tienes un lugar feliz. Cuando te sientas estresado, respira profundamente con tu vientre. Repite el mantra y visualízate sentado en tu lugar feliz (no dudes en tomar prestado el mío) hasta que te sientas más relajado. Utilizo mi meditación del lugar feliz tan a menudo que voy allí inmediatamente para aliviar el estrés con solo unas pocas respiraciones profundas.

Remedio 1: ágata de encaje azul

Me tranquilizo con solo mirar el ágata de encaje azul, con su relajante color azul y sus intrigantes bandas de color blanco. Esta piedra calmante es perfecta para cuando te sientas estresado. Puedes sostener la piedra en tu mano y mirar en sus profundidades o puedes guardarla en tu bolsillo para alejar el estrés.

Remedio 2: cianita azul

La cianita azul es otra de mis piedras favoritas para el estrés. Tengo una piedra larga y delgada de cianita azul que utilizo como piedra de la preocupación, frotando mi pulgar a lo largo de ella hasta que me siento tranquila. Puedes utilizar una cianita azul para este propósito también.

Exceso de indulgencia

El exceso de indulgencia es algo que todos hacemos de vez en cuando. Los excesos ocasionales no suelen hacer mucho daño, pero cuando se convierten en algo habitual, pueden desequilibrar la mente, el cuerpo y el espíritu. Aunque mucha gente piensa en los excesos en términos de comida y bebida, existen otros tipos, como gastar dinero o ver la televisión en demasía. En su estado más descontrolado, la sobreindulgencia puede llevar a la adicción. Consulta la sección «Adicción» (ver páginas 68 y 69) para obtener ayuda.

«Elijo satisfacer mi mente, cuerpo y espíritu con cosas que apoyan mi bien más elevado».

Meditación:

Si te encuentras en un patrón de excesos, prestar atención a lo que te impulsa a hacerlo puede ayudarte a evitarlo. Cuando te sorprendas a ti mismo empezando a excederte o teniendo el impulso de hacerlo, cierra los ojos y concentra tu respiración. Pregúntate «¿Qué sensación estoy teniendo que está impulsando este comportamiento?». Presta atención a la respuesta que surja y, luego, imagina que esa sensación se aleja de tu cuerpo y se disuelve. Termina repitiendo el mantra tres veces.

Remedio 1: amatista

Dado que el exceso de indulgencia está estrechamente relacionado con la adicción, prueba utilizar la piedra de la sobriedad, la amatista. Si te encuentras en un patrón de exceso de indulgencia, lleva la amatista en tu bolsillo y sosténla en tu mano receptora (no dominante) mientras tratas de resistir a la tentación. Asegúrate de limpiar y recargar la amatista a diario si la utilizas con frecuencia.

Remedio 2: granate

El granate puede ayudarte a fomentar el equilibrio y a evitar los excesos. Coloca un granate bajo tu colchón o almohada por la noche para que, mientras duermes, tu mentalidad reciba algún cambio.

Consejo: si tiendes a excederte en una zona determinada de tu casa u oficina —por ejemplo, comiendo una bolsa entera de papitas fritas mientras ves la televisión—, pega una piedra de amatista o granate a tu silla o sofá habitual en esa habitación.

Fe

La fe puede adoptar muchas formas. Para algunos, la fe significa una creencia inquebrantable en un poder superior. Para otros, la fe consiste en confiar en un Universo benévolo. Otros pueden creer que la única fe que importa es la fe en uno mismo y en los demás. Sin embargo, para la mayoría de las personas, la fe (o la falta de ella) desempeña algún tipo de papel en sus vidas. Sea lo que sea en lo que necesites desarrollar la fe, estos remedios pueden ayudarte.

«Tengo fe en que tengo todo lo que necesito para seguir mi camino».

Meditación:

La fe se hace más natural a medida que se desarrolla la confianza. Expresar la gratitud cuando se cumple la confianza puede ayudarte a crecer en tu fe. Esta es una meditación viva que puedes realizar a lo largo del día para recordar que tu fe está justificada.

Por la mañana, antes de levantarte, pronuncia el mantra en voz alta. Luego, a lo largo del día, cada vez que te llegue algo bueno del Universo, por pequeño que sea, tómate un momento para expresar en silencio tu gratitud.

Remedio 1: piedra lunar

La piedra lunar es una piedra de alta vibración que nos conecta con cualquier poder superior en el que creamos. Llevarla como collar o en tu bolsillo puede ayudarte a desarrollar o fortalecer tu propia fe.

Remedio 2: labradorita

Este cristal destella debido a los muchos colores que tiene; por ello, trabaja con muchos de tus chakras. También es una piedra de alta vibración que te ayudará a conectarte con un poder superior que puede fortalecer tu fe. Coloca la labradorita bajo tu almohada por la noche. Mientras te duermes, repite el mantra. Luego, al despertar, repite el mantra al menos diez veces.

Remedio 3: trabajo en el chakra de la corona con selenita

Acuéstate de espaldas en el suelo, con los ojos cerrados. Coloca un trozo de selenita en el suelo, por encima de tu cabeza, de forma que toque tu chakra de la corona. Permanece en esta posición durante 10 minutos mientras repites el mantra.

Fijando límites

Establecer límites adecuados es importante para tu propio bienestar, así como para mantener relaciones saludables. Para poner límites con los demás, primero hay que entender nuestros propios límites. Al conocerlos y establecerlos, enseñamos a los demás cómo queremos que nos traten. A veces, como queremos gustar a los demás, se nos hacer difícil establecer y mantener los límites, pero hacerlo es un paso esencial para aprender a respetarnos a nosotros mismos y a nuestras relaciones.

«Me reafirmo con amabilidad, compasión y confianza».

Meditación:

El chakra del plexo solar es la fuente de la autoidentificación, que es donde aprendemos y comprendemos nuestros propios límites personales. Comunicarás tus límites con integridad desde tu chakra de la garganta. Para ello, acuéstate cómodamente sobre tu espalda, con las manos ligeramente apoyadas en tu chakra del plexo solar. Cierra los ojos y centra tu atención en tu chakra del plexo solar. Con los ojos cerrados, inhala profundamente y pregúntate «¿Cuáles son mis límites?». Acuéstate, respirando de manera normal y poniendo atención en tu chakra del plexo solar hasta que sientas que tienes la respuesta. Ahora, desliza suavemente tus manos hacia arriba, en la línea media, hasta que se apoyen en tu chakra de la garganta. Repite el mantra diez veces o hasta que sientas una sensación de paz.

Remedio 1: citrino

Cuando estés tratando de aprender cuáles son tus límites, coloca un trozo de citrino bajo tu almohada. Mientras duermes, pide al Universo que te ayude a entender tus límites. Cuando te despiertes, escribe lo que has descubierto. Repite esto cada noche durante al menos una semana.

Remedio 2: sodalita y cuarzo rosa

Una vez que tengas claro cuáles son tus límites, utiliza el cuarzo rosa para impartir compasión y la sodalita para mejorar y aclarar la comunicación. Llevar estos dos cristales en un bolsillo siempre que necesites afirmar tus límites te ayudará a hacerlo con amabilidad, claridad y amor.

Fobias

Las fobias son miedos extremos e irracionales que suelen estar relacionados con la ansiedad. Normalmente, una persona con una fobia sabe lógicamente que no tiene que temer a ese objeto, pero aun así lo hace. Por ejemplo, yo tengo fobia a las serpientes, y aunque sé que las serpientes de donde vivo son inofensivas, casi siempre respondo de forma irracional cuando las veo. Los cristales pueden ser útiles para aliviar la ansiedad asociada a las fobias.

«Estoy tranquilo y sin miedo cuando me enfrento a (nombre de la fobia)*. Me siento seguro, bien y relajado».*

Meditación:

Dado que el objetivo de la meditación es la paz, visualizar lo que te da miedo puede no funcionar en este caso, porque incluso la visualización puede causar estrés y ansiedad. En su lugar, utiliza la meditación cuando te enfrentes realmente a ese miedo (por ejemplo, si temes volar pero tienes que subir a un avión). Cierra los ojos y respira profundamente. Repite el mantra diez veces, viéndote a ti mismo tranquilo, seguro y relajado después de haber enfrentado tu miedo.

Remedio 1: cuarzo rutilado

Muchas fobias surgen de cuestiones más profundas, como traumas pasados o creencias y emociones muy arraigadas. Descubrir la raíz de esta fobia es uno de los primeros pasos que te ayudarán a eliminarla. Sosteniendo un pequeño pedazo de cuarzo rutilado en tu mano, cierra los ojos y respira profundamente. Pregúntate «¿Cuál es la causa de mi fobia a (nombre)?». Ahora, observa lo que surge. Una vez que comprendas la raíz de tu fobia, visualiza que sale de tu cuerpo y se disuelve en la atmósfera.

Remedio 2: azurita

La azurita puede ayudar a aliviar las fobias en algunas personas. Si sabes que te vas a enfrentar a tus fobias, llévala contigo en tu bolsillo. Por ejemplo, yo llevo azurita siempre que trabajo en el jardín, corto la hierba o voy de excursión.

Fuerza de voluntad

La fuerza de voluntad es algo inconstante. A veces la tienes y otras veces parece que no se encuentra en ninguna parte. Tener la fuerza de voluntad para retrasar la gratificación a corto plazo es necesario si quieres alcanzar tus objetivos a largo plazo. La fuerza de voluntad desempeña un papel fundamental en muchos aspectos de la vida, desde dar pasos hacia un sueño hasta evitar hábitos que sabes que afectan negativamente a tu salud. Afortunadamente, existe un apoyo para esos momentos en los que la fuerza de voluntad parece faltar.

«Siempre ejerzo la fuerza de voluntad cuando la necesito porque me enfoco en el éxito a largo plazo».

Meditación:

El propósito de la fuerza de voluntad es alcanzar tus objetivos, sean cuales sean. Por lo tanto, visualizarte a ti mismo como si ya los hubieras alcanzado puede ayudarte a mantener la fuerza de voluntad para ir del punto A al punto B. Siéntate tranquilo y cómodo, respirando normalmente. Visualízate a ti mismo en la etapa posterior a la consecución de tu objetivo, experimentando las sensaciones emocionales, espirituales, mentales y físicas asociadas a ello. Continúa la visualización durante al menos 10 minutos.

Remedio 1: trabajo en el chakra del plexo solar con citrino

La fuerza de voluntad es un asunto del chakra del plexo solar, que es donde nos definimos a nosotros mismos y nuestros límites. Esencialmente, la fuerza de voluntad es un límite que hemos establecido para nosotros mismos. Acuéstate de espaldas con un trozo de citrino en tu chakra del plexo solar durante 10 minutos al iniciar cada día para así aumentar tu fuerza de voluntad.

Remedio 2: trabajo en el chakra raíz con ónix

La fuerza de voluntad también puede originarse en el chakra raíz, donde se forma la identidad. Siéntate sosteniendo un pedazo de ónix en tu mano receptora (no dominante) mientras te concentras en tu chakra raíz, imaginándolo como una luz roja que gira. Mantén esta concentración durante al menos 10 minutos.

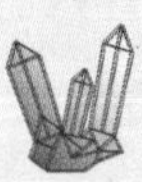

Consejo: si tienes objetos específicos en tu casa que desafían tu fuerza de voluntad, como los dulces para tus hijos cuando intentas perder peso, guarda un citrino cerca de esos objetos para potenciar tu fuerza de voluntad siempre que estés cerca de ellos. Asegúrate de limpiar y recargar la piedra una vez a la semana para mantener su potencia.

Gratitud

Cuando vivimos nuestra vida con gratitud, desarrollamos aprecio por las cosas que tenemos. Esta gratitud nos permite centrarnos en lo positivo de nuestras vidas, lo que crea una energía por la que nos llega más positividad. A veces, las circunstancias hacen que sea difícil sentirse agradecido; en esos momentos, todavía puedes cultivar la gratitud centrándote en pequeñas cosas por las que debes estar agradecido, aunque sea algo tan simple como «Estoy agradecido de haber tenido agua limpia para beber hoy».

«Agradezco a la Fuente por todo lo bueno que hay en mi vida».

Meditación:

Cada día, dedica al menos 10 minutos a meditar por todas las cosas por las que estás agradecido. Cierra los ojos y pronuncia el mantra. Luego, para cada cosa, repite «Estoy agradecido por (completa el espacio)».

Remedio 1: angelita

La angelita es un cristal que fomenta la gratitud. Si necesitas cultivar la gratitud, lleva un pedazo de esta serena piedra azul en tu bolsillo.

Remedio 2: cuentas de oración de cuarzo claro

El cuarzo claro sirve como amplificador. También abre la comunicación con una fuente superior. Cuando desees amplificar tu gratitud y enviarla al Universo, utiliza un collar o una pulsera de cuarzo transparente como una forma de cuentas de oración. Al tocar cada cuenta, enumera una cosa por la que estás agradecido. Empieza y termina esto con el mantra.

Indecisión

La vida sería mucho más fácil si fuéramos decisivos en cada momento del día. Sin embargo, algunas decisiones pueden parecer más difíciles de tomar que otras. Cuando tomo mis decisiones, tiendo a basarme en la intuición (en contraposición a la lógica, para consternación de mi muy lógico esposo). Esto me suele servir bastante bien. Sin embargo, incluso con el poder de la intuición guiándome, a veces me quedo atascada y tengo dificultades para tomar una decisión. Cuando tengas que tomar decisiones difíciles y no sepas lo que tu instinto quiere que hagas, prueba estos remedios.

«Estoy en sintonía con lo que necesito y confío en mi intuición para que me guíe en tomar las decisiones correctas».

Meditación:

Siéntate o acuéstate cómodamente con los ojos cerrados. Centra tu atención en tu chakra del tercer ojo mientras consideras la decisión que debes tomar. Presta atención a cualquier imagen o información que recibas. Realiza esto durante al menos 10 minutos o hasta que hayas llegado a una decisión cómoda.

Remedio 1: amatista

Mientras realizas la meditación sostén una amatista —que es una piedra preciosa altamente intuitiva— en tu mano receptora (no dominante), prestando mucha atención a cualquier percepción que surja.

Remedio 2: ametrina

La amatista funciona bien porque combina la amatista y el citrino. La amatista te ayudará a resolver problemas de forma intuitiva, mientras que el citrino te ayudará a determinar lo que quieres, ya que es una piedra del chakra del plexo solar relacionada con la identidad propia. Cuando tengas que tomar una gran decisión, lleva una amatista en tu bolsillo.

Consejo: si no tienes una amatista, no te preocupes. También puedes llevar un citrino natural junto a una amatista en tu bolsillo para conseguir el mismo efecto.

Inseguridad

La inseguridad puede ser un problema del chakra del plexo solar, que está asociado con la confianza en uno mismo. También puede provenir del chakra raíz, donde desarrollamos nuestros sentimientos de seguridad y protección. Sentirte inseguro puede debilitarte porque provoca patrones de pensamiento negativo que interrumpen cualquier trabajo afirmativo que estés tratando de hacer. Encontrar una manera de disminuir o liberar la inseguridad es un paso necesario para seguir tu camino.

«Creo en mi capacidad para lograr cualquier cosa que me proponga».

Meditación:

Siéntate cómodamente con ambas manos colocadas suavemente sobre tu chakra del plexo solar. Cierra los ojos y respira normalmente. Visualiza que tu chakra del plexo solar se llena de una luz amarilla dorada. Mientras lo haces, repite el mantra. Continúa durante al menos 10 minutos o realiza esta visualización durante 1 o 2 minutos cada vez que te sientas inseguro.

Remedio 1: ojo de tigre amarillo

Esta es una piedra de confianza del chakra del plexo solar. Sostén un pedazo de ojo de tigre amarillo sobre tu chakra del plexo solar mientras realizas la meditación. También puedes llevar un ojo de tigre amarillo como colgante o en tu bolsillo cuando te sientas inseguro.

Remedio 2: trabajo en el chakra raíz con cornalina

Si tu inseguridad está relacionada con la seguridad, la protección o los problemas familiares, esta meditación puede ayudarte a fortalecer tu chakra raíz, en el que se desarrolla tu sentido de seguridad y protección. Acuéstate de espaldas con una cornalina en tu chakra raíz. Cierra los ojos y visualiza un remolino de luz roja en la zona del chakra. Repite el mantra «Estoy agradecido de estar a salvo y seguro» durante al menos 10 minutos.

Remedio 3: turmalina negra

Si te sientes inseguro desde el punto de vista psíquico, utiliza la turmalina negra para protegerte, llévala en tu bolsillo o colgando de tu cuello. La turmalina absorbe cualquier energía psíquica negativa a tu alrededor, protegiéndote. Asegúrate de limpiar la turmalina después de cada uso.

Insomnio

Hay muchos factores que pueden contribuir al trastorno del sueño, como el estrés, el dolor físico, los patrones de sueño incoherentes y los problemas ambientales (exceso de calor o de frío). Si eres como la mayoría de la gente, necesitas una noche de sueño decente (entre

7 y 9 horas) para estar bien. Además de ajustar cualquier factor que pueda impedirte dormir bien, como la luz ambiental o la temperatura incómoda de la habitación. Prueba estos remedios para ayudarte a conseguir una noche completa de sueño.

«Me libero del estrés del día y me dejo llevar por un sueño profundo y reparador».

Meditación:

A la hora de acostarte, utiliza la relajación progresiva y la atención plena para despejar tu mente de pensamientos estresantes y promover la relajación y el descanso de tu cuerpo. Acuéstate boca arriba con los ojos cerrados. Respira profundamente, pero de manera natural. En cada exhalación, imagina que toda la tensión sale de tus pies, dejándote completamente relajado. Trabaja desde los pies hasta la cabeza; una parte del cuerpo a la vez. Si surgen pensamientos mientras haces esto, obsérvalos, pero luego mira cómo se alejan. No te quedes atrapado en ningún pensamiento o patrón de pensamiento. Reconoce el pensamiento y déjalo ir. Cuando llegues a la cabeza, descansa tranquilamente hasta que logres dormirte.

Remedio 1: amatista

La amatista es un poderoso cristal que muchas personas utilizan para el insomnio. Comienza con una pieza de amatista recién limpiada y cargada. Al menos 1 hora antes de acostarte, deja de usar cualquier pantalla retroiluminada, como tabletas, ordenadores o teléfonos inteligentes. Pon música suave y relajante y comienza tu rutina para acostarte. Realiza una actividad tranquila, como la lectura, durante unos 20 minutos. A continuación, prepara un baño caliente y añade sales de Epsom. Sumérgete durante 10 minutos y, luego, sécate. Ahora, siéntate en silencio en una habitación con poca luz, sosteniendo la amatista cargada en tu mano receptora (no dominante). Respira profundamente. En cada exhalación repite para ti mismo la palabra «relax». Continúa por 10 minutos más. Ahora, métete en tu cama y coloca una amatista bajo tu almohada. Si todavía tienes problemas para dormir, completa la técnica de relajación progresiva descrita en la meditación.

Remedio 2: piedra lunar

La piedra lunar es otro cristal que ayuda a la relajación y facilita el sueño profundo. Coloca un trozo de piedra lunar en tu mesita de noche para ayudarte a conciliar el sueño.

Inspiración

A veces se necesita un poco de inspiración. Aunque mucha gente piensa en la inspiración en términos de actividades creativas, en realidad puede aplicarse a cualquier aspecto de la vida. Por ejemplo, puede que necesites inspiración para resolver un problema en una relación, o puede que necesites ayuda para determinar el siguiente paso que vas a dar en tu vida. Sea cual sea el tipo de inspiración que requieras, esta te llega desde dos lugares: tu yo superior y la Fuente, por lo que es una cuestión de los chakras del tercer ojo y de la corona.

«Doy gracias a la Fuente por la inspiración diaria para recorrer el camino de mi vida».

Meditación:

Siéntate tranquila y cómodamente con los ojos cerrados, respirando de manera normal. Visualiza que una luz fluye hacia tu chakra de la corona desde el Universo. Mientras la observas, repite el mantra varias veces. Haz esto durante al menos 10 minutos.

Remedio 1: amatista

La amatista es el cristal perfecto para la inspiración. Estimula tanto el tercer ojo como el chakra de la corona, por lo que es maravilloso para despertar la visión y proporcionar inspiración. Si estás tratando de encontrar la inspiración para un determinado asunto, consúltalo con tu almohada. Sujeta un cristal de amatista en tu mano y realiza la meditación antes de acostarte. Ahora, coloca el cristal de amatista bajo tu almohada. Mientras te duermes, repite el mantra «Doy gracias a la Fuente por proporcionarme inspiración sobre (completa el espacio)». Mantén un cuaderno al lado de tu cama y anota cualquier inspiración o idea que tengas al despertar.

Remedio 2: súper siete

Si trabajas en un campo que requiere la resolución creativa de problemas, ten una piedra súper siete en tu escritorio. Cuando necesites un impulso de inspiración, coge el cristal en tu mano receptora (no dominante), siéntate tranquilo y respira profundamente durante un minuto.

Consejo: los sueños pueden ser una poderosa fuente de inspiración. Pide inspiración para cualquier asunto que tengas que afrontar antes de irte a dormir y, luego, registra diligentemente tus sueños al despertar. Busca patrones o símbolos en los sueños que te inspiren actuar.

Intuición

La intuición proviene del chakra del tercer ojo, que es el centro de la percepción. Todos los seres humanos son intuitivos, pero muchos de nosotros hemos dejado de escuchar nuestra intuición, confiando únicamente en la lógica para tomar decisiones. Cuando ignoramos nuestra intuición, esta tiende a volverse menos activa. En mi experiencia, cuando me debato entre hacer una elección lógica y una intuitiva, descubro que la elección intuitiva es la que realmente me ayuda a llegar a donde quiero y necesito.

«Escucho y confío en mi intuición como mi fuente de orientación».

Meditación:

Siéntate o acuéstate cómodamente con los ojos cerrados. Centra toda tu atención en tu chakra del tercer ojo, especialmente a cualquier imagen, pensamiento, sonido o símbolo que aparezca. Hazlo durante al menos 10 minutos. Escribe tus impresiones después de la meditación.

Remedio 1: trabajo en el chakra del tercer ojo con celestita

Acuéstate cómodamente sobre tu espalda con un trozo de celestita colocado directamente sobre tu chakra del tercer ojo. Cierra los ojos y repite el mantra diez veces. Ahora, haz una pregunta sobre algo para lo cual estás buscando inspiración. Presta mucha atención a las imágenes, pensamientos, sonidos o símbolos que surjan a raíz de esta pregunta.

Remedio 2: amatista

Cuando sientas que realmente necesitas ayuda intuitiva, lleva en tu bolsillo un pedazo de amatista recién limpiado y cargado.

Varias veces a lo largo del día, sostén la amatista en tu mano receptora (no dominante), prestando mucha atención a cualquier cosa que surja.

Consejo: muchas personas piensan que el pensamiento intuitivo tiene que adoptar una forma específica, como imágenes o voces. Sin embargo, cada persona recibe la intuición de forma diferente. Para algunas puede ser un conocimiento repentino o una idea que aparece completamente formada. Para otras, la intuición surge a través de imágenes simbólicas o no simbólicas que ven con el ojo de la mente. Otras personas pueden tener sensaciones físicas en su cuerpo, oír una voz que les habla, tener un sueño o pensamiento inusualmente persistente. Todas ellas son formas válidas de intuición, por lo que es importante prestar mucha atención a cómo se recibe y procesa la información.

Ira

La ira es una emoción natural y aceptable. Cuando nos permitimos experimentar plenamente la ira, esta puede pasar fácilmente por nuestro cuerpo y disiparse. Sin embargo, a veces nos quedamos atascados en la ira hasta que se convierte en resentimiento. Debes saber que aferrarte a la ira no perjudica al objeto que la generó, solo te perjudica a ti, así que es importante liberarla y seguir adelante con tu vida.

«Respiro en paz. Libero la ira».

Meditación:

Realiza esta meditación sentado. Coloca ambas manos suavemente sobre tu chakra del plexo solar. Respira profundamente. Al inhalar, imagina que la paz fluye en tu cuerpo y pronuncia en voz alta, o para ti mismo, «Respiro en paz». Exhala e imagina que tu ira fluye fuera de tu cuerpo a través de tu nariz. Al exhalar, repite «Libero la ira». Haz esto durante 10 minutos o hasta que te sientas en paz.

Remedio 1: cornalina

La cornalina es una piedra tranquilizadora y de base que puede ayudarte a liberar la ira rápidamente. Cuando estés enojado, sostén la piedra en tu mano y permítete experimentar plenamente la ira hasta que se disipe.

Remedio 2: ámbar y turmalina negra

Si la ira o la negatividad por parte de otra persona se dirigen hacia ti, lleva joyas de ámbar o un trozo de ámbar en tu bolsillo para absorber la negatividad y la ira, y así no serás tú quien la retenga. También puedes llevar un trozo de turmalina negra, que bloqueará completamente la negatividad. Durante la meditación, sostén el ámbar en tu mano receptora (no dominante) y la turmalina negra en tu mano dadora (dominante); sentirás que la energía positiva fluye desde el ámbar y la energía negativa lo hace hacia la turmalina negra.

Consejo: no intentes evitar enfadarte; es una emoción necesaria. En el momento, permítete experimentar y expresar plenamente tu ira para poder liberarla y seguir adelante.

Irritabilidad

Sería maravilloso que todos pudiéramos ir por la vida en un estado de felicidad y dicha, pero la mayoría de nosotros no lo hacemos. Es perfectamente natural ponerse un poco irritable de vez en cuando. Muchos factores de la vida pueden contribuir a la irritabilidad, como el estrés, la falta de sueño, los cambios hormonales, los problemas de alimentación o incluso las condiciones atmosféricas. Los cristales pueden ayudarte a equilibrar tu estado de ánimo, permitiéndote ser más ecuánime mientras buscas la raíz de por qué te sientes tan irritable.

«Me siento tranquilo, pacífico y de temperamento uniforme».

Meditación:

Siéntate o acuéstate cómodamente con los ojos cerrados, respirando normalmente. Mientras respiras, repite el mantra. Presta mucha atención a tu cuerpo y fíjate en las zonas en las que tu irritabilidad se manifiesta físicamente en forma de músculos apretados, dolores y molestias, u otras sensaciones físicas. Cuando te concentres en cada zona, repite el mantra y rodea esa zona con una hermosa luz verde durante al menos 10 minutos o hasta que el malestar se disipe.

Remedio 1: jade verde

El jade verde es relajante y calmante. Es una piedra de amor incondicional y aceptación. Úsala en un colgante o llévala cerca de tu corazón cuando te sientas irritable. Si la irritabilidad amenaza con estallar, sostén el jade en tu mano receptora (no dominante) mientras respiras profundamente hasta que pase.

Remedio 2: trabajo en el chakra del corazón con peridoto

El peridoto es una piedra que trabaja con el chakra del corazón, permitiéndote actuar con amor en situaciones difíciles. Si te despiertas por la mañana sintiéndote irritable, acuéstate tranquilamente con el peridoto en tu chakra del corazón y repite el mantra durante 10 minutos.

Limpieza de espacio

Limpiar un nuevo espacio puede ayudarte a hacerlo tuyo, eliminando cualquier negatividad de los habitantes anteriores. La limpieza es una excelente forma de preparar una nueva casa o departamento, una nueva oficina o aula o cualquier otro espacio en el que pases mucho tiempo. También puedes utilizarla para renovar un espacio después de un periodo de negatividad, como una pelea con un ser querido o una enfermedad.

«La luz del amor llena este espacio».

Meditación:

Siéntate en el centro del espacio con los ojos cerrados, respirando normalmente. Visualiza que una luz blanca desciende desde arriba y llena el espacio a tu alrededor, expulsando cualquier energía anterior. Mientras visualizas, repite el mantra durante 10 minutos o hasta que tu intuición te diga que el espacio ha sido limpiado.

Remedio 1: cuarzo claro

Coloca un racimo de cuarzo claro en un lugar central o estratégicamente alrededor de la habitación (o ambas cosas). Una vez que el cuarzo esté en su sitio, ponte en el centro de la habitación con los ojos cerrados y haz la meditación.

Remedio 2: turmalina negra después de la depuración

Enciende un manojo de salvia y cedro, salvia y hierba dulce o salvia y lavanda. Apaga el manojo, pero déjalo humeando. En sentido de las agujas del reloj, lleva el racimo humeante alrededor del perímetro de la habitación y agítalo en sentido de las agujas del reloj alrededor de cada puerta y ventana. Visualiza que una luz pura ingresa en la habitación mientras repites el mantra. Una vez que todo el espacio esté cubierto por el humo, coloca piezas de turmalina negra en las cuatro esquinas de la zona a fin de bloquear la entrada de energía negativa.

Limpieza espiritual o emocional

Al igual que necesitas bañarte para limpiar tu cuerpo físico, a veces también puedes sentir la necesidad de una limpieza emocional o espiritual. El uso de técnicas de limpieza puede ayudarte a eliminar cualquier negatividad persistente, dejando una sensación de frescura y renovación. Considera la posibilidad de realizar una limpieza después de algún periodo de negatividad, o si simplemente sientes que necesitas refrescar tu intuición, tu creatividad u otro aspecto de ti mismo. Yo me limpio después de interactuar con una persona negativa, lo que siempre me ayuda a eliminar su energía y a centrarme en la mía.

«Me lleno de una luz blanca pura, luz blanca purificadora».

Meditación:

Cierra los ojos y visualiza una luz blanca que desciende desde arriba y entra en tu cuerpo a través del chakra de la corona. Ahora, visualiza la luz blanca viajando hacia abajo a través de cada chakra y recorriendo todo el camino a través de ti hasta la tierra. Realiza esta meditación durante 10 minutos.

Remedio 1: cuarzo claro y ahumado

Disuelve ¼ de taza de sal rosa del Himalaya o sal marina en una bañera llena. Siéntate en la bañera y añade al agua un cristal de cuarzo claro y otro de cuarzo ahumado. Sumérgete durante 10 minutos con los ojos cerrados, repitiendo el mantra. Retira los cristales de la bañera y, luego, drena el agua. Permanece en la bañera hasta que ya no quede agua. Después, limpia tus cristales (ver página 51).

Remedio 2: selenita

Usa selenita cuando medites. Para aumentar los efectos de limpieza de tu meditación sostén la selenita en tu mano receptora (no dominante) o acuéstate en el suelo y colócala en contacto con tu chakra de la corona. Puedes hacer esto con una pieza que también toque tu chakra raíz, dejando que la energía corra por tus chakras para limpiarlos.

Remedio 3: piedra de sangre

La piedra de sangre puede ayudar a limpiar tu aura. Sostén una piedra de sangre en tu mano receptora (no dominante) y cierra los ojos. Visualiza que una energía blanca pura sale de la piedra y se extiende por tu cuerpo y, luego, por tu aura.

Lograr objetivos

Establecer y alcanzar objetivos es una parte importante de nuestro camino. Sin embargo, a veces, cuando perseguimos objetivos a largo plazo, nos desanimamos por el tiempo que nos conllevan y perdemos la motivación. Es importante recordar que, aunque caminar en línea recta hacia un objetivo puede parecer ideal, a veces los desvíos en el camino hacia nuestras metas ofrecen las lecciones y los conocimientos más valiosos.

«Todo lo que bloquea mi camino hacia mis objetivos se disuelve en este momento».

Meditación:

Una de las mejores maneras de lograr tus objetivos en la meditación es a través de la visualización. Siéntate cómodamente con los ojos cerrados, respirando normalmente y pronuncia el mantra. Ahora, visualízate a ti mismo viviendo cuando hayas conseguido tu objetivo. ¿Cómo será tu vida? ¿Qué harás? ¿Cómo te sentirás? Haz tu visualización tan detallada como puedas. Termina diciendo el mantra de nuevo.

Remedio 1: cornalina

Una de las cosas que a menudo nos impiden alcanzar nuestros objetivos es el miedo, que provoca la inacción. El miedo es un problema del chakra raíz, y la cornalina puede ayudar a desbloquear este chakra. Lleva un pedazo de cornalina en el bolsillo de tu pantalón para que te ayude a impulsar la acción orientada a los objetivos.

Remedio 2: cuarzo claro y afirmaciones

Puedes utilizar la ley de la atracción para lograr tus objetivos. Básicamente, es establecer que atraes aquello en lo que enfocas tu energía. Por lo tanto, si cambias tus pensamientos sobre una cosa, cambiarás cómo se manifiesta en tu vida. Puedes utilizar el cuarzo claro para amplificar esto. Crea afirmaciones positivas para cada uno de tus objetivos. Luego repítelas diariamente mientras sostienes un trozo de cuarzo transparente en una o ambas manos para amplificarlo.

Consejo: cuando crees afirmaciones, es importante que estas sean positivas en lugar de negativas. Si usas una afirmación negativa, la ley de la atracción entregará lo negativo. Así que, en lugar de una afirmación que diga «Ya no estoy arruinado», redáctala de forma positiva como, por ejemplo, «Tengo todo el dinero que necesito para vivir una vida cómoda». También es esencial eliminar los pensamientos negativos de tu mente en la medida de lo posible y pasar a la acción para conseguir tus objetivos. Cuando te sorprendas teniendo un pensamiento negativo, anúlalo inmediatamente y sustitúyelo por una afirmación positiva.

Mejorando la meditación

Las piedras que elijas para mejorar tu meditación variarán dependiendo de lo que estés tratando de lograr. En esta sección he enumerado algunas piedras que ayudan a enfocar y clarificar la meditación. Sin embargo, es importante tener en cuenta que, prácticamente, cualquier cristal ayudará en la mejora. Por ejemplo, si estás trabajando en una meditación del chakra raíz, entonces las piedras del chakra raíz como el granate te ayudarán, y así sucesivamente.

«Soy uno con el Universo y me conecto con la conciencia superior ahora».

Meditación:

Siéntate o acuéstate cómodamente con los ojos cerrados, sosteniendo con cualquiera de tus manos algunos de los cristales recomendados a continuación. Respira normalmente, observando tu respiración y sin controlarla. Centra tu atención en la zona del tercer ojo y fíjate en los pensamientos que surjan sin apegarte a ninguno de ellos. Cuando los pensamientos surjan, deja que se alejen. Medita de 15 a 30 minutos, o más.

Remedio 1: selenita

La selenita es una piedra de conciencia superior que puede ayudarte a conectar con un poder superior mientras obtienes claridad y concentración. Sostén la selenita en cualquier mano.

Remedio 2: súper siete

Este cristal de alta vibración tiene siete cristales diferentes, por lo que es una excelente piedra de meditación. Sostenla o llévala mientras vas meditando.

Remedio 3: cuarzo claro

El cuarzo claro es un maestro sanador, limpiador y amplificador. Puedes utilizar cualquier forma o tamaño de cuarzo, teniendo en cuenta que, cuanto más grande sea el cristal, más poderoso será. Sujeta o lleva el cuarzo cuando medites.

Consejo: a algunas personas les resulta difícil sentarse y realizar la meditación de atención plena. Si tienes dificultades con este tipo de meditación, considera una más activa, como la meditación caminando, guiada, o la visualización. Todas ellas pueden ayudarte a conectar con una Fuente superior.

Mejorar la comunicación

La comunicación eficaz es importante para desarrollar y cultivar relaciones sanas y funcionales. Puede ayudarte en tu carrera y hace que te sea más fácil compartir tus pensamientos e ideas con los demás. Aunque el chakra de la garganta controla, principalmente, la verdad personal y la comunicación efectiva, puedes ser aún más eficaz si también buscas una guía superior en la comunicación a través del chakra de la corona.

«Digo mi verdad con claridad y tranquilidad».

Meditación:

La amatista trabaja con tu chakra de la corona para ayudarte a recibir orientación e inspiración y guiar tus palabras y comunicaciones; mientras que el lapislázuli es una piedra del chakra de la garganta que puede ayudarte a comunicar con claridad. Sentado cómodamente con los ojos cerrados, coloca un cristal de amatista en tu chakra de la corona y mantén un cristal de lapislázuli sobre tu garganta mientras repites el mantra durante 10 minutos o más si lo consideras necesario.

Remedio 1: cuarzo rosa y sodalita

Hablar desde el amor y la verdad permite una comunicación efectiva. Para atraer el amor a tus interacciones, prueba la siguiente meditación: acuéstate de espaldas con un cristal de cuarzo rosa en tu chakra del corazón y otro de sodalita en tu chakra de la garganta. Cierra los ojos y repite el mantra «Me comunico con amor» durante 10 minutos.

Remedio 2: aguamarina

Lleva un colgante de aguamarina alrededor de tu cuello o un cristal marino en tu bolsillo cuando la comunicación que vayas a tener sea importante. Por ejemplo, usa aguamarina cuando tengas que hacer una presentación o una entrevista de trabajo, o cuando necesites tener una conversación importante con un ser querido.

Consejo: es importante recordar que la comunicación es una calle de doble sentido y que escuchar es tan importante como hablar. Si hablas bien pero a menudo te comunicas mal porque no escuchas bien, trabajar con los cristales azules del chakra de la garganta puede ayudarte a mejorar este aspecto de la comunicación.

Miedo

El miedo es una respuesta instintiva de supervivencia que poseen todos los seres vivos. A veces, el miedo puede salvarte la vida porque activa la respuesta de lucha o huida. Sin embargo, el miedo o la ansiedad generalizada o el miedo continuo relacionado con cuestiones que no ponen en peligro la vida pueden hacer que te paralices y te impidan seguir el camino de tu alma.

«Yo sigo el camino de mi alma sin miedo».

Meditación:

Siéntate cómodamente y cierra los ojos. Pronuncia el mantra. Ahora pregúntate «¿A qué le temo?». Concéntrate en tu chakra raíz y presta atención a la respuesta que surja. Cuando sepas qué es lo que temes, imagínate el miedo como un objeto sólido, alejándose de tu cuerpo y disolviéndose en la atmósfera. Repite el mantra y, luego, pregúntate «¿Qué es lo que temo?». Repite el proceso hasta que no surja ningún miedo.

Remedio 1: turmalina negra

El miedo proviene del chakra raíz, que se ocupa de las cuestiones de seguridad y protección. La turmalina negra es una excelente piedra para el chakra raíz, y también absorbe la energía negativa. Utilízala durante la meditación. Si sigues teniendo miedo, lleva un pedazo de turmalina negra en tu bolsillo durante todo el día. Asegúrate de limpiar el cristal diariamente.

Remedio 2: espinela roja

La espinela roja es otra buena piedra para el chakra raíz. Utiliza la espinela en un baño de sal. Llena una bañera con agua tibia y añade al menos ¼ de taza de sal rosa del Himalaya o sal marina. Métete en la bañera y agrega una espinela al agua. Déjala en remojo durante 15 minutos. Saca la espinela de la bañera y tira del tapón de desagüe. Haz que el agua se drene completamente, llevándose tus miedos, antes de salir de la bañera. Asegúrate de limpiar tu cristal antes de volver a utilizarlo.

Motivación

No siempre es fácil mantener la motivación, sea cual sea la tarea. Tanto si se trata de hacer cambios saludables en la dieta y el ejercicio, como de mantener la concentración y la productividad en el ámbito laboral o de trabajar para conseguir cualquier objetivo, es fácil perder de vista el resultado final y la motivación antes de llegar a él.

«Estoy lleno de energía, centrado en mi objetivo (nombra el objetivo), y motivado para tener éxito».

Meditación:

El mantra es más poderoso cuando lo combinas con la visualización. Realiza esta visualización una o dos veces al día hasta que alcances tu objetivo. Siéntate o acuéstate cómodamente con los ojos cerrados y respirando normalmente. Imagínate que ya has conseguido tu objetivo, considerando todos los detalles que puedas. Visualiza cómo se sentirá, cómo se verá y cómo cambiará tu vida al haber logrado aquel objetivo. Repite el mantra diez veces.

Remedio 1: cornalina

La cornalina te impulsa a la acción. Siempre que necesites un impulso de motivación, no importa cuál sea tu tarea, lleva contigo un trozo de cornalina. Cuando sientas que tu motivación decae, sujeta la cornalina, cierra los ojos y repite el mantra tres o cuatro veces.

Remedio 2: rejilla de cuarzo claro y cornalina

Si tu motivación siempre parece flaquear en una zona concreta de tu casa u oficina, haz una rejilla y colócala allí. Por ejemplo, si el armario en donde guardas algún *snack* empieza a llamarte a medianoche y estás intentando perder unos cuantos kilos, coloca la rejilla en un estante bajo del armario. Para hacer esta rejilla pon una cornalina grande en el centro; a continuación, coloca cuatro puntas de cuarzo transparente en un cuadrado orientado hacia el exterior de la piedra central para amplificar y dirigir la energía motivadora hacia el exterior.

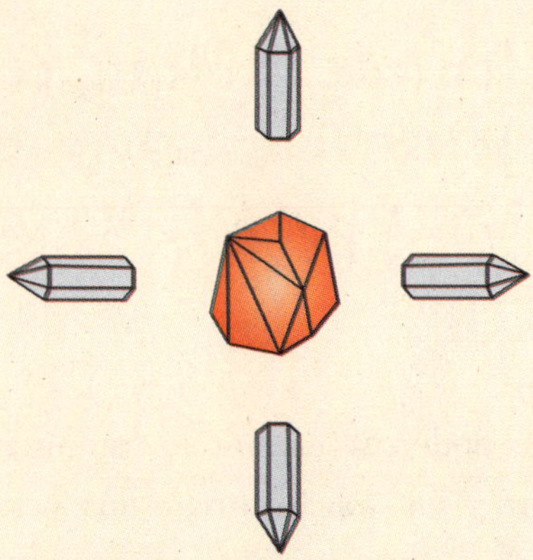

Negación

La negación es una forma de mentirnos a nosotros mismos, aunque no lo hagamos con mala intención. Más bien, es la manera en que nuestro ego nos protege de la información que, en un nivel subconsciente, sentimos puede perjudicarnos. Aunque la negación es un mecanismo de autoprotección, casi nunca es constructiva. Superar la negación y ver la realidad de una situación es la única manera de poder atravesarla y superarla con eficacia.

«Veo todos los aspectos de mi vida y de mi persona con claridad y compasión».

Meditación:

Ponte delante de un espejo y mírate profundamente a los ojos. Comienza diciendo el mantra y afirmando el amor, la bondad y la compasión hacia ti mismo. A continuación, di lo que has estado negando en voz alta, pero con amabilidad, manteniendo el contacto visual contigo mismo y a través del espejo. Mírate a los ojos durante 5 minutos, repitiendo el mantra. Cuando termines, pisa tierra, céntrate y visualízate rodeado de una luz pura, blanca y amorosa.

Remedio 1: fluorita arcoíris

La fluorita arcoíris trabaja con múltiples chakras simultáneamente porque tiene diversos colores. En este caso, el púrpura de la fluorita te ayuda a obtener una visión espiritual a través del chakra del tercer ojo, el azul te ayuda a vivir dentro de tu verdad a través del chakra de la garganta, y el verde trabaja con el chakra del corazón para ayudarte a verte a ti mismo con compasión. Todos son importantes para superar la negación. Sostén un trozo de fluorita arcoíris en tu mano receptora (no dominante) mientras realizas la meditación o llévala contigo en un bolsillo durante el día.

Remedio 2: rodocrosita

La rodocrosita es una piedra preciosa que elimina los bloqueos que causan la negación. Duerme con ella, colócala debajo de tu almohada y escribe en un diario las obligaciones que tengas que hacer al día siguiente. Luego, visualízate rodeado de una luz blanca amorosa y sanadora.

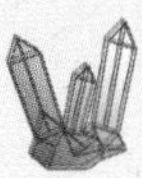

Consejo: si alguien en tu vida está experimentando la negación de un problema, como una adicción, por ejemplo, dale un pedazo de rodocrosita o fluorita arcoíris para ayudarle a ver las cosas de manera más clara.

Negatividad

Es fácil quedar atrapado en una mentalidad negativa, especialmente cuando parece que las cosas no van bien en tu vida. Desgraciadamente, quedarse en un patrón de negatividad genera que tengas mucha energía negativa y te arrastra a una espiral descendente. Utiliza estos remedios para darle la vuelta al patrón.

«Libero la negatividad y entro en un nuevo futuro positivo».

Meditación:

Cierra los ojos y visualiza la negatividad como una nube oscura que se eleva desde tu cuerpo hacia la atmósfera. Luego, una vez que la energía negativa se haya disipado, observa que la luz blanca entra en tu cuerpo y te rodea.

Remedio 1: cuarzo ahumado

El cuarzo ahumado es uno de los mejores cristales que existen para convertir la negatividad en energía positiva. Si estás atascado en un patrón negativo, trabaja con el cuarzo ahumado tan a menudo como te sea posible, como durmiendo con él bajo la almohada, llevándolo en tu bolsillo y colocándolo en lugares estratégicos de tu casa u oficina.

Remedio 2: turmalina negra

Utiliza la turmalina negra para bloquear la negatividad de otra persona. Si vas a estar cerca de una persona negativa, lleva la turmalina contigo, y si es posible, colócala en una posición entre tú y el otro, como en tu bolsillo delantero si estás frente a la persona.

Consejo: si un compañero de trabajo negativo te está afectando, coloca una turmalina negra en la parte inferior de la silla de tu escritorio o guárdala en algún lugar entre tu escritorio y el de tu compañero. Incluso puedes pegar la turmalina negra en la parte inferior de la silla de tu compañero de trabajo para absorber la energía negativa antes de que esta tenga la oportunidad de llegar a ti.

Obsesión/compulsión

Las obsesiones y las compulsiones son las dos caras de la misma moneda. Los pensamientos obsesivos suelen surgir de la ansiedad, mientras que la compulsión es un comportamiento repetitivo que ayuda a aliviar parte de esa ansiedad. Los siguientes remedios pueden ayudarte a aliviar la ansiedad sin recurrir a las compulsiones y pueden utilizarse como complemento de la terapia conductual profesional.

«Acepto la incertidumbre de la vida y elijo vivir en paz con ella».

Meditación:

Uno de los problemas que surgen con la obsesión y la compulsión es que tu mente se atasca en un bucle de pensamientos. Cuando esto ocurre, cierra los ojos y respira profundamente, repitiendo el mantra varias veces hasta que hayas restablecido tus pensamientos.

Remedio 1: ametrina

La ametrina es una combinación de amatista y citrino que puede llegar a calmar las compulsiones y las obsesiones al mismo tiempo que ayuda a relajar la mente. La amatista es una piedra del chakra del tercer ojo, que controla tus pensamientos, mientras que el citrino es una piedra del chakra del plexo solar que afecta a tu imagen personal. Lleva la amatista contigo, y cuando notes que comienzan los pensamientos obsesivos y el comportamiento compulsivo, sostenla en tu mano mientras repites el mantra diez veces.

Remedio 2: diamante Herkimer

Lleva un diamante Herkimer alrededor de tu cuello para ayudarte a liberar y aliviar el estrés y calmarlo. Esto puede apoyarte mientras aprendes nuevos procesos de pensamiento, amplificando el trabajo que estás haciendo con tu terapeuta para aliviar tus pensamientos obsesivos y comportamientos compulsivos.

Remedio 3: trabajo en los chakras con citrino y amatista

Acuéstate sobre tu espalda con un trozo de amatista en tu chakra del tercer ojo y otro de citrino en tu chakra del plexo solar. Visualiza que la energía fluye entre los dos chakras. Haz esto diariamente durante al menos 10 minutos. Limpia tus cristales después de usarlos, hasta que sientas que el control que ejerce tu obsesión sobre ti disminuye.

Pasión

La pasión es algo más que el amor y el sexo, aunque ciertamente es un factor importante en esos sentimientos. Consiste en vivir la vida con gusto y encontrar un intenso interés y disfrute en las actividades que uno elige. Vivir la vida con pasión te pone en el camino de la alegría y la plenitud, y seguir tus pasiones puede ayudarte a mantenerte en el camino de tu espíritu. Encender la pasión en todos los aspectos de tu vida puede contribuir a que la vivas de forma más vibrante y plena.

«Yo abrazo todo en mi vida con pasión y alegría».

Meditación:

Siéntate en silencio con los ojos cerrados, respirando profundamente. Visualiza tu chakra del corazón abriéndose y con una vibrante luz blanca brillando desde él. Conviértete en la luz blanca, repitiendo el mantra. Haz esto durante 10 minutos.

Remedio 1: turmalina rosa

La turmalina rosa es una piedra que enciende la pasión romántica. Mantén la turmalina rosa en las mesitas de noche, a ambos lados de tu cama, para ayudar a encender la pasión en tu relación.

Remedio 2: pirita

Esta piedra dorada despierta la vitalidad permitiéndote vivir tu vida con más pasión y creatividad. Para aumentar tu pasión por el trabajo pega un trozo de pirita en la parte inferior de tu silla o ten un pedazo de esta piedra en tu escritorio.

Remedio 3: trabajo en el chakra raíz con granate

Para inspirar pasión en tu relación y aumentar el impulso sexual, busca los cristales rojos del chakra raíz. En este caso, utiliza el granate. Acuéstate de espaldas y coloca un granate en tu chakra raíz, visualiza tu chakra como un remolino de luz roja y siente cómo el granate añade su energía a tu chakra. Asegúrate de limpiar la piedra cuando hayas terminado.

Paz

La paz es un proceso interno que permite que te sientas calmado y tranquilo, incluso en momentos de agitación. La paz existe dentro de ti, así que encontrar formas de cultivar esta característica puede llevarte a través de los tiempos difíciles con gracia. Sin embargo, la paz no es una falta de emoción, más bien, es un lugar tranquilo que te ayuda a actuar desde el amor y no a reaccionar desde el miedo.

«Estoy en paz con todos los aspectos de mi vida».

Meditación:

Siéntate o acuéstate tranquilamente en una posición cómoda y con los ojos cerrados. Respira profundamente y recita el mantra, sintiendo que la paz te llena al inhalar y que la tensión te abandona al exhalar. Haz esto durante al menos 10 minutos o hasta que sientas una profunda paz.

Remedio 1: aventurina azul

La aventurina azul facilita una profunda sensación de paz interior. Sostén esta piedra durante la meditación. También puedes utilizar la aventurina azul a lo largo del día si necesitas una dosis de paz. Sujétala en tu mano receptora (no dominante) y respira profundamente varias veces, permitiendo que la calma descienda sobre ti.

Remedio 2: ágata de encaje azul

Si alguna vez te sientes nervioso y fuera de sí, el ágata de encaje azul puede ayudarte a superar esta situación, devolviéndote a un estado de alerta pacífica. Guarda el cristal en el cajón de tu escritorio o en tu bolsillo, o sostenlo en tu mano receptora (no dominante) mientras respiras profundamente cada vez que comiences a sentirte estresado.

Consejo: la visualización es muy eficaz para restablecer la paz, y solo requiere uno o dos momentos. Visualiza un lugar feliz, tranquilo y pacífico, e imagínate sentado ahí durante un momento, dejando que la paz te invada. Puedes hacerlo sosteniendo cualquiera de los cristales mencionados para potenciar los efectos de la visualización.

Pereza

A veces lo que percibimos como pereza —en nosotros mismos o en los demás— no es en absoluto pereza, sino una reacción a miedos o emociones muy arraigadas. Algunas veces surge de la falta de iniciativa, como reacción a la sensación de tener que hacer cosas que no queremos, del agotamiento o incluso de la simple falta de inspiración. Cualquiera que sea su causa, la curación de la pereza pasa por encontrar la motivación y la iniciativa para ser un participante activo en la vida en lugar de pasivo.

«Me siento con energía para actuar, para hacer que las cosas sucedan en mi vida».

Meditación:

Siéntate o acuéstate cómodamente, repitiendo el mantra para ti mismo. Visualízate actuando en las cosas a las que te has resistido y en los resultados. Visualízate también en los resultados específicos que te gustaría ver, observa tus sentimientos de logro y alegría. Continúa tu meditación durante al menos 10 minutos.

Remedio 1: calcita

La calcita es una piedra que amplifica la energía, por lo que puede ayudarte a superar la inacción o la pereza. Aunque puedes utilizar cualquier color de calcita, la calcita naranja es una piedra particularmente buena para estimularte a la acción. Al despertar por la mañana, siéntate con una piedra de calcita en tu mano receptora (no dominante), y repite el mantra durante 10 minutos o hasta que te sientas con energía.

Remedio 2: rejilla de fluorita arcoíris

Si la pereza o la demora en el trabajo son un problema, prueba hacer una sencilla rejilla triangular de fluorita arcoíris, que puede ayudarte a concentrar tu energía y estimular tu actuar. Coloca una pieza de fluorita como centro de la pirámide y luego tres piezas de fluorita a su alrededor para formar las tres puntas del triángulo. Haz que una de las puntas esté orientada hacia ti para, de esta manera, dirigir la energía y amplificar la energía que se aleja de ti.

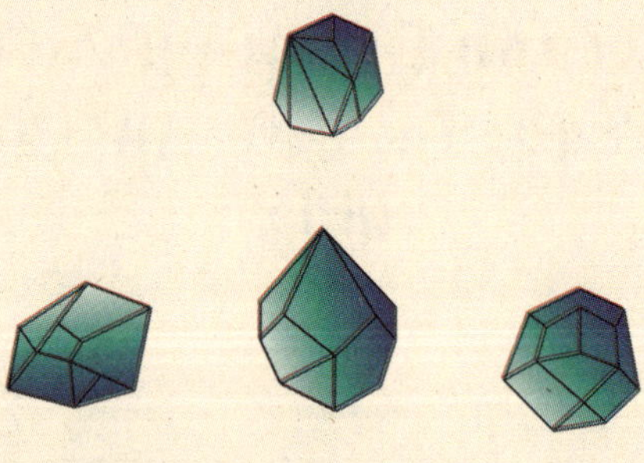

Preocupación

Algunas personas son más preocupadas que otras, pero de vez en cuando todos nos preocupamos por una u otra cosa. A menudo, el motivo de estas preocupaciones está más allá de nuestro control, así que lo único que hacemos es desperdiciar energía que podríamos gastar en otra cosa. Preocuparse también provoca un pensamiento negativo que, a través de la ley de la atracción, puede atraer a tu vida las circunstancias exactas por las que te preocupas.

«Mi mente está relajada, enfocada, clara y libre».

Meditación:

Me doy cuenta de que las preocupaciones a menudo surgen cuando estoy tratando de calmar mi mente, así que he desarrollado una técnica para lidiar con eso. Siéntate tranquilamente con los ojos cerrados, respirando normalmente. En tu mente, imagina una pizarra. Pide a tus preocupaciones que surjan. A medida que surjan, imagínatelas escritas en una pizarra y di «Borra», visualizando un borrador que limpia cada preocupación. Sustituye cada preocupación que surja con una afirmación positiva; por ejemplo, si dices «No puedo pagar el alquiler este mes», sustitúyelo por «Tengo todos los recursos que necesito para pagar todas mis facturas». También puedes utilizar esta técnica si tiendes a preocuparte mientras te duermes por la noche.

Remedio 1: labradorita

Selecciona una pieza fina y plana de labradorita para utilizarla como piedra de la preocupación. La labradorita puede ayudarte a calmar tu mente cuando entra en modo de preocupación. Cuando lo haga, sostén el trozo de labradorita y frota con tu pulgar su superficie, hacia adelante y hacia atrás, mientras repites el mantra hasta que sientas que tu mente se relaja.

Remedio 2: ágata de encaje azul

Esta piedra calmante puede ayudar a disipar las preocupaciones. Te recomiendo que elijas una pieza lisa y plana que puedas utilizar como piedra de la preocupación cada vez que tu mente se ponga en marcha. Una vez más, sostén la piedra y frota con tu pulgar su superficie mientras repites el mantra hasta que sientas que tu mente se relaja.

Remedio 3: amatista

¿Eres una persona que se preocupa durante la noche? Si es así, coloca un cristal de amatista calmante bajo tu almohada antes de acostarte. Tranquilizará tu mente y te ayudará a dormir. Repite el mantra antes de dormir.

Prosperidad

Ser verdaderamente próspero en la vida es algo más que tener mucho dinero. La verdadera prosperidad habita en la mente, el cuerpo y el espíritu, trayendo salud, felicidad, buenas relaciones, trabajo satisfactorio, mucho amor y bienestar financiero. Muchas personas luchan contra la prosperidad porque creen que no la merecen o piensan que, al ser prósperas, le están quitando oportunidades a otras personas. Ambas creencias son falacias.

«Yo soy próspero en todos los aspectos de mi vida, y estoy agradecido por esa prosperidad».

Meditación:

Siéntate cómodamente con los ojos cerrados, respirando normalmente. Mientras repites el mantra, imagina que todo tu cuerpo es un gran imán que atrae hacia ti salud, riqueza, alegría y amor. Continúa durante al menos 10 minutos.

Remedio 1: citrino

El citrino es una de las piedras del dinero más efectivas. Coloca un trozo de citrino en el lugar donde guardas tu dinero; por ejemplo, en tu cartera, cajón o caja registradora. No olvides limpiar y recargar el citrino al menos una vez a la semana para mantenerlo activo.

Remedio 2: aventurina

La aventurina verde es una piedra del corazón que puede crear equilibrio, permitiéndote experimentar la prosperidad en todos los aspectos de tu vida, en lugar de centrarse en uno solo, como la abundancia. La energía equilibradora de esta piedra te permite mantener tu conciencia enfocada en todas las formas de prosperidad, así que llévala contigo a lo largo del día.

Consejo: muchas personas perjudican su capacidad de ser prósperas con sus pensamientos y creencias. Pueden sorprenderse a sí mismas pensando «Dios, estoy tan arruinado», «No puedo permitirme eso» o «Mi salud es tan mala». Estos son pensamientos limitantes que trabajan con la ley de la atracción, por lo que es importante no ponerle esa energía. Si te sorprendes a ti mismo con este tipo de pensamientos, di inmediatamente en tu mente lo siguiente: «Cancelo eso. Estoy agradecido de tener (completa el espacio)». Esto anula el pensamiento antiprosperidad, refuerza una mentalidad de prosperidad y expresa gratitud al Universo por proveer.

Protección espiritual

A medida que avanzas en la vida puedes ir entrando en contacto con personas o circunstancias que te afectan de manera negativa. Esto puede dañar tu espíritu causando una pérdida de energía positiva, un aumento de energía negativa o efectos similares. Las influencias perjudiciales pueden provenir de situaciones negativas, personas con malas intenciones u otras circunstancias adversas. Existen algunos cristales que pueden ofrecer protección espiritual absorbiendo la negatividad.

«Me rodeo de una luz blanca protectora de energía espiritual».

Meditación:

Visualiza que una luz blanca te rodea mientras repites el mantra, durante al menos 10 minutos. Empuja la luz blanca desde tu núcleo, permitiendo que esta se extienda a tu alrededor. La luz puede adoptar cualquier forma que te parezca segura. Por ejemplo, yo empujo una burbuja de luz blanca desde mi núcleo hasta que me rodea por completo (o, en algunos casos, también rodea mi casa y mi familia). Empújala desde tu núcleo en lugar de construirla a tu alrededor, para que no atrapes ninguna negatividad externa en tu escudo de luz.

Remedio 1: turmalina negra

La turmalina negra es mi piedra de protección espiritual. La llevo conmigo todo el tiempo en mi bolsillo. También puedes llevarla alrededor de tu cuello como un colgante o usar alguna otra pieza de joyería que contenga una turmalina negra. Debido a que está bloqueando la energía negativa todo el tiempo y proporcionando protección, necesita ser limpiada y recargada diariamente.

Remedio 2: amatista

Protégete contra la energía negativa y purifica tu energía al mismo tiempo con una pieza de cristal de amatista. Este es un gran cristal para proteger tu espíritu de las energías negativas asociadas a las pesadillas que surgen mientras duermes. Coloca la amatista bajo tu almohada antes de irte a dormir por la noche. Limpia y recarga el cristal cada noche antes de acostarte.

Consejo: cuando empieces a utilizar el escudo descrito en la meditación, es posible que no permanezca mucho tiempo en su sitio. Por lo tanto, es mejor aplicarlo varias veces a lo largo del día. Con el tiempo, conseguirás que este escudo se mantenga en su sitio y también podrás usarlo y ponerlo en su lugar cada vez que sientas que estás entrando en una situación negativa.

Relaciones

Tener relaciones sanas implica una serie de factores, como la autoestima, el amor y la comunicación, que son cualidades de los tres chakras centrales: del plexo solar, del corazón y de la garganta. El uso de cristales que se concentran en estos chakras puede ayudar a fortalecer tus relaciones.

«Tengo relaciones sanas, productivas y felices».

Meditación:

Realiza esta meditación con la persona con la que tienes una relación romántica o de otro tipo. Siéntense cómodamente uno frente al otro. Coloca una mano en el centro del pecho de tu pareja y haz que tu pareja ponga una mano en el centro de tu pecho, sobre el chakra del corazón. Sincronicen su respiración, de modo que, cuando uno de ustedes exhale, el otro inhale. Mientras tu pareja exhala, visualiza que la energía sale de él o ella y entra en ti mientras tú inhalas. Al exhalar, observa tu energía entrando en tu pareja. Visualiza esa energía viajando desde la nariz hacia abajo a través del chakra de la garganta, el chakra del corazón y el chakra del plexo solar. Mientras realizan esto, repitan el mantra en silencio para ustedes mismos. Siéntense así durante al menos 10 minutos.

Remedio 1: lapislázuli

Para mejorar la comunicación con un ser querido, acuéstate de espaldas con un trozo de lapislázuli sobre tu chakra del corazón durante 10 minutos. Cuando necesites un impulso extra de comunicación con esa persona, ponte un colgante de lapislázuli en el cuello y así facilitarás la conversación.

Remedio 2: cuarzo rosa

Uno de los mayores regalos que podemos dar y recibir en las relaciones es el amor incondicional. El cuarzo rosa facilita este amor. Lleva una pieza contigo siempre que pases tiempo con tus seres queridos.

Remedio 3: ojo de tigre amarillo

Para amar verdaderamente a otro debes amarte y aceptarte primero a ti mismo. Por lo tanto, trabajar en el amor propio, un asunto del chakra del plexo solar, es esencial en las relaciones. Sostén un trozo de ojo de tigre amarillo en tu mano, cierra los ojos y repite para ti mismo «Me amo y me acepto incondicionalmente». Hazlo tres veces.

Represión

A veces, cuando tememos nuestras emociones o las sentimos demasiado abrumadoras, las reprimimos. Aunque la represión puede servir como mecanismo temporal de afrontamiento, cuando reprimes tus emociones habitualmente corres el riesgo de bloquear la liberación emocional por completo. La liberación emocional es necesaria para la salud mental, emocional y espiritual.

«Me permito experimentar plenamente mis emociones, y estas pasan rápidamente a través de mí».

Meditación:

Siéntate tranquilamente con los ojos cerrados, respirando de manera normal. Pronuncia el mantra. Presta atención a cualquier punto de tensión en tu cuerpo donde puedas sentir una emoción no liberada. Coloca tus manos suavemente en ese punto y repite el mantra durante al menos 10 minutos. Deja que la emoción se libere y te inunde. Permítete sentirla completamente antes de liberarla.

Remedio 1: piedras Boji

Las piedras Boji ofrecen una forma poderosa de liberar la represión emocional. Sostenlas mientras haces la meditación.

Remedio 2: rodocrosita

Una vez que hayas liberado las emociones reprimidas, es el momento de facilitar la curación emocional. Utiliza la rodocrosita para ello. Lleva el cristal en tu bolsillo todos los días durante una semana después de haber liberado las emociones reprimidas, o más tiempo si sientes que lo necesitas. Limpia y recarga la piedra diariamente.

Resentimiento

Cuando te niegas a reconocer o expresar tu ira, esta puede convertirse en resentimiento. El resentimiento suele surgir de las expectativas no satisfechas, y es perjudicial tanto para ti como para los demás. Puede dañar las relaciones, haciendo que los obstáculos parezcan insuperables. Lo que ocurre con el resentimiento es que, aunque tú sientas que otra persona te ha tratado injustamente, puede que la otra persona no sienta que el trato fue injusto o que ni siquiera sepa que hizo algo que a ti te molestó. Encontrar formas de lidiar con tu resentimiento puede ayudar a sanar tu relación.

«Libero toda la ira y el resentimiento, y reemplazo esos sentimientos con amor incondicional».

Meditación:

Cierra los ojos y siéntate cómodamente respirando de manera normal. Concéntrate en tu resentimiento, notando en qué parte de tu cuerpo lo sientes. Ahora, empuja la energía amorosa de tu chakra del corazón hacia donde esté, permitiendo que la energía cálida del corazón disuelva el resentimiento. Mientras lo haces, repite el mantra. Haz esto durante al menos 10 minutos o hasta que tu resentimiento se desvanezca.

Remedio 1: cuarzo rosa

El cuarzo rosa es una piedra de amor incondicional que puede ayudar a expulsar el resentimiento. Dado que el resentimiento surge tan a menudo a causa de las expectativas no satisfechas, cuando ves a otro con amor incondicional, liberas cualquier expectativa y te centras solo en el amor que tienes por esa persona. Cuando sientas resentimiento, acuéstate con un pedazo de cuarzo rosa en tu chakra del corazón y concéntrate en enviar amor incondicional a la otra persona.

Remedio 2: peridoto

Esta hermosa piedra verde es una piedra del chakra del corazón que puede ayudar a liberar cualquier emoción negativa que tengamos hacia otra persona, incluyendo la ira, el resentimiento o los celos. Sostén la piedra suavemente sobre tu chakra del corazón mientras haces la meditación.

Consejo: no puedes liberar tu resentimiento hasta que lo reconozcas. Si tienes sentimientos negativos hacia otra persona pero no sabes por qué, pregúntate el motivo de que estos existan mientras te acuestas. Por la mañana, anota los sueños o percepciones que hayas tenido para ayudarte a identificar el origen de tu resentimiento.

Soledad

Los sentimientos de soledad y aislamiento pueden producirse incluso cuando se está rodeado de otras personas. Puedes sentirte solo porque no tienes compañía o puedes sentirte aislado porque eliges vivir tu vida de una manera que los demás no apoyan ni comprenden. El uso de cristales puede ayudarte a superar la soledad o proporcionarte el valor que necesitas para buscar compañía.

«Envío amor al Universo y, al hacerlo, atraigo el amor y la amistad hacia mí».

Meditación:

Siéntate tranquilamente con los ojos cerrados y respirando de manera normal. Pronuncia el mantra diez veces. Imagina que tu cuerpo es un imán resplandeciente de luz blanca. Durante 10 minutos, imagina que tu luz blanca magnetizante atrae a los demás hacia ti. Termina repitiendo el mantra de nuevo diez veces.

Remedio 1: rejilla de cuarzo claro y cuarzo rosa

En un lugar donde pases la mayor parte de tu tiempo coloca la rejilla infinita de cuarzo claro y rosa descrita en la página 34. El cuarzo rosa atraerá el amor y la amistad, mientras que el cuarzo claro lo amplificará y dirigirá.

Remedio 2: cuarzo rutilado

El cuarzo rutilado puede ayudarte a disipar la soledad. Lleva una pequeña pieza en tu bolsillo para atraer la compañía y aliviar los sentimientos de soledad.

Consejo: si notas que te falta amor, amistad y compañía en tu vida, esto puede deberse a que sientes, en algún nivel, que no eres digno de ser amado. El chakra del plexo solar es la fuente de la autoestima, por lo que meditar centrándote en este chakra puede ayudarte a que te sientas digno de compañía. Intenta meditar durante al menos 10 minutos utilizando el mantra, mientras mantienes el ojo de tigre amarillo en tu chakra del plexo solar, para ayudar a superar los sentimientos asociados a la falta de autoestima.

Sombras

Todos tenemos sombras que escondemos en lo más profundo de nuestro ser y que no queremos reconocer. Tememos tanto estos aspectos de nuestra personalidad que nos preocupa que, si se exponen a la luz, los demás no puedan amarnos y nosotros seamos incapaces de amarnos a nosotros mismos. Por ello, los mantenemos ocultos, esperando que nunca se asomen. Si miras en un rincón sombrío, es posible que veas algo oscuro, pero en cuanto iluminas ese lugar, la sombra desaparece. Lo mismo ocurre con nuestra sombra. Cuando la exponemos a la luz de la conciencia, la sombra deja de ser aterradora y podemos reintegrar ese aspecto de nuestra personalidad en todo nuestro ser.

«Reconozco de manera amorosa y respetuosa cada aspecto de mí mismo».

Meditación:

Acuéstate de espaldas con los ojos cerrados, respirando normalmente. Visualiza tus aspectos sombríos como sombras oscuras reales en tu cuerpo. Mientras repites el mantra durante al menos 10 minutos, ve cómo esas sombras se alejan de ti y se disipan.

Remedio 1: turmalina negra

Utiliza la turmalina negra para sacar tus sombras y enviarlas por el desagüe. Llena una bañera con agua tibia y añade ¼ de taza de sal rosa del Himalaya o sal marina y una o dos piedras de turmalina negra. Báñate durante al menos 10 minutos y, luego, retira la turmalina de la bañera y deja que el agua se vaya por el desagüe. Permanece en la bañera visualizando que las sombras se van también con el agua. Sal de la bañera cuando el agua se haya vaciado por completo. Limpia el cristal antes de volver a utilizarlo.

Remedio 2: cuarzo rosa

Cuando te amas a ti mismo incondicionalmente, eso significa que amas la totalidad de ti, incluyendo tus sombras. Utiliza el cuarzo rosa para ayudarte a desarrollar tu amor propio, incluso para tus partes sombrías. Sostén el cuarzo rosa mientras haces la meditación.

Suerte

Seguramente has oído el dicho «Tú creas tu propia suerte», y es cierto. La ley de la atracción dice que la suerte que tenemos en nuestra vida proviene de nuestra atención a nuestros pensamientos, palabras y acciones, que nos convierten en imanes para atraer la suerte, tanto buena como mala. En otras palabras, lo que pones en el Universo lo recibes de vuelta. Los pensamientos, las palabras y las acciones tienen una energía que atrae una energía similar hacia ti.

«Yo envío vibraciones positivas al Universo a través de mis pensamientos, palabras y acciones, y estas vuelven a mí en forma de buena suerte».

Meditación:

En lugar de meditar sobre la suerte, es importante experimentar una meditación viva y activa en la que supervises de manera constante los mensajes que envías al Universo en pensamiento, palabra y acción. A lo largo del día presta atención a los pensamientos que tienes, a las palabras que dices y a las acciones que realizas. Si te sorprendes pensando, hablando o actuando de forma contraria a las cosas positivas que te gustaría atraer, corrígelo inmediatamente. Por ejemplo, si te ves diciendo a un amigo «¡Tengo la peor suerte!», di en tu mente «Cancela eso. Tengo buena suerte sistemáticamente».

Remedio 1: jade

El jade es una piedra preciosa de la suerte, por lo que llevar joyas de jade es una gran manera de permitir que la suerte entre en tu vida. Usa joyas de jade siempre que sientas que necesitas una pequeña dosis extra de suerte.

Remedio 2: citrino

Esta es una piedra de la buena suerte que también llama a la abundancia financiera. Así que, si lo que necesitas es suerte en los negocios, mantén un pedazo de citrino en tu escritorio. Recuerda limpiarlo y cargarlo regularmente para que siga funcionando al máximo.

Remedio 3: cuarzo rosa

Si deseas encontrar suerte en tu vida amorosa, mantén un pedazo de cuarzo rosa cerca de tu chakra del corazón para ayudar a fortalecer tu suerte romántica.

Timidez/ansiedad social

La timidez y la ansiedad social se manifiestan como una incomodidad hacia otras personas. Soy una persona introvertida, así que comprendo lo que se siente al ser tímido o ansioso en algunas situaciones sociales. Sin embargo, la naturaleza del trabajo que hago me obliga a interactuar con muchas otras personas, por lo que he tenido que trabajar para superar mi ansiedad social. Debes de saber que es posible salir del caparazón con algo de ayuda, incluyendo la curación con cristales.

«Soy extrovertido y confiado cuando interactúo con otros y conozco gente nueva».

Meditación:

Siéntate o acuéstate cómodamente, respirando normalmente. Visualízate a ti mismo haciendo tu día a día y conociendo gente nueva. En esa visualización, obsérvate interactuando de forma amistosa y con confianza. Haz esto durante al menos 10 minutos mientras repites el mantra.

Remedio 1: trabajo en el chakra del plexo solar con ojo de tigre amarillo

El ojo de tigre amarillo es una piedra del chakra del plexo solar que puede aumentar enormemente tu confianza social. Antes de experimentar una situación social, realiza la meditación con el ojo de tigre amarillo descansando en tu chakra del plexo solar para aumentar tu confianza en ti mismo y aliviar tu timidez.

Remedio 2: malaquita

Esta hermosa piedra verde tiene una energía relajante que puede calmar tu ansiedad en situaciones sociales y fomentar la amabilidad. Lleva una malaquita en tu bolsillo cada vez que sepas que vas a estar en una situación que pueda hacerte sentir socialmente ansioso.

Remedio 3: citrino

El citrino es otra piedra del chakra del plexo solar que ayuda a aumentar la confianza en uno mismo y también puede ayudarte a ser más amistoso en situaciones desconocidas. Usa un colgante de citrino o lleva una piedra siempre que vayas a estar en un grupo grande.

Trastornos de la alimentación

Aunque muy por encima los trastornos alimentarios parecen estar relacionados con la comida, en realidad, también suelen tener raíces espirituales, mentales y emocionales. Debido a la amenaza inmediata para la salud física, es importante buscar la ayuda de un profesional médico cualificado cuando se trata de un trastorno alimentario. Sin embargo, los remedios y las meditaciones que te presento en este libro pueden ser una fuente de terapia complementaria.

«Mi mente, mi cuerpo y mi espíritu son hermosos, y me bendigo con amor incondicional».

Meditación

Cada vez que sientas que surgen comportamientos compulsivos asociados a tu trastorno alimentario detente un momento antes de actuar. Cierra los ojos, coloca ambas manos suavemente sobre tu chakra del corazón y respira profundamente tres veces. Imagina que la luz blanca entra en tu cuerpo a través de tu chakra de la corona y te rodea por completo mientras repites el mantra. Haz esto hasta que se te pase el impulso.

Remedio 1: cuarzo rosa

Dado que los trastornos alimentarios suelen estar relacionados con la falta de amor propio, llevar un cristal de cuarzo rosa cerca del corazón (en el bolsillo de la camisa o en el sujetador) puede ayudarte a encontrar el amor propio incondicional. Cuando sientas el impulso de realizar un comportamiento compulsivo relacionado con tu trastorno, mantén el cuarzo rosa en tus manos sobre tu chakra del corazón y realiza la meditación.

Remedio 2: cornalina

La cornalina es una piedra que fomenta la autoaceptación y ayuda a la motivación. Llevar la cornalina siempre contigo —en un bolsillo durante el día y bajo la almohada por la noche— puede ayudarte en tu proceso de recuperación.

Consejo: dado que la energía asociada a los trastornos alimentarios tiende a ser muy poderosa, limpia y recarga las piedras que utilizas a diario. Puede ser útil tener varias piedras en rotación para tener siempre una limpia y cargada lista para usar.

Trauma emocional

Cuando has sufrido un trauma emocional, puede ser difícil que recuperes tu equilibrio emocional. Los traumas emocionales pueden afectarte durante mucho tiempo después de que el hecho haya sucedido. Pueden provocarte estrés postraumático, el cual permanece enterrado en lo más profundo de tu subconsciente, a la espera de volver a aparecer en tu mente consciente. Afrontar el trauma lo antes posible puede ayudarte a superarlo, para que no te cause dolor en el futuro. Si sufres un trastorno de estrés postraumático (TEPT), busca la ayuda de un profesional cualificado.

«Libero el pasado porque no se puede cambiar y, ahora, elijo la curación».

Meditación:

Siéntate cómodamente con los ojos cerrados, respirando normalmente. Repite el mantra durante al menos 10 minutos, permitiendo que surja cualquier sentimiento que tengas. A medida que surjan los sentimientos de trauma emocional, visualízalos rodeados de una luz blanca, la cual los aleja de ti y los lleva al Universo. Termina la meditación afirmando lo siguiente: «Doy gracias a la luz sanadora universal por alejar mis emociones negativas».

Remedio 1: trabajo en el chakra del corazón con cuarzo rosa

El amor incondicional a uno mismo es una parte importante para superar el trauma emocional. Acuéstate de espaldas con un cuarzo rosa en tu chakra del corazón durante 10 minutos, permitiendo que los sentimientos de amor incondicional afloren.

Remedio 2: turmalina negra

Los traumas emocionales suelen provocar vibraciones negativas. Lleva un trozo de turmalina negra en tu bolsillo en todo momento para absorber estas vibraciones negativas a medida que surjan de ti y elimínalas de tu cuerpo.

Consejo: debido a que los traumas emocionales pueden tener una energía tan pesada, es importante limpiar y recargar los cristales que usas para superar el trauma diariamente. Mantén unos cuantos cristales en rotación para que siempre tengas uno limpio contigo.

Vergüenza

Muchas personas confunden la culpa con la vergüenza. Aunque ambas van casi siempre de la mano, la culpa se refiere a algo que se hizo, y la vergüenza a quien se es. La culpa suele ser constructiva, ya que nos permite reajustar nuestro comportamiento, mientras que la vergüenza tiende a ser destructiva y se adentra en nuestra psique. La vergüenza es una emoción profunda y dolorosa que puede impedir que te ames plenamente a ti mismo y que recorras el verdadero camino de tu espíritu. Es necesario afrontar y liberar la vergüenza si quieres vivir una vida de alegría.

«Soy una buena persona y recorro mi camino con amor propio».

Meditación:

La vergüenza tiende a ser una emoción muy visceral que puedes sentir en tu cuerpo. Cierra los ojos y reflexiona sobre tu vergüenza, prestando atención a dónde la sientes. Ahora, envía luz amorosa a ese punto, utilizándola para disolver suavemente tu vergüenza mientras repites el mantra durante al menos 10 minutos.

Remedio 1: amatista

La amatista es un cristal calmante y curativo que puede ayudar a liberar los sentimientos de vergüenza. Si experimentas vergüenza crónica, lleva una amatista contigo en todo momento, pero asegúrate de limpiarla y cargarla diariamente.

Remedio 2: turquesa

Usa la turquesa para liberar la vergüenza; esta piedra actúa muy bien y de manera profunda y arraigada.

5

CAPÍTULO

Remedios con cristales para una sanación holística

Nuestros mayores retos y más profundos deseos no suelen presentarse de forma aislada. Por ello, podemos activar los cristales para que nos ayuden de manera aún más holística cuando los aplicamos a una o varias emociones o aspiraciones que nos afectan de forma conjunta. Si bien es cierto algunos de los remedios de este capítulo requieren múltiples cristales, la mayoría solo necesita un par de ellos para contrarrestar los impulsos oscuros y moverte hacia la luz y la esperanza.

Abrir el corazón y las relaciones personales

Cada vez que interactúas con otra persona estás en algún tipo de relación con ella. Aunque mucha gente tiende a pensar que las relaciones son solo con los amigos, la familia y los colegas, la verdad es que estás en una relación de algún tipo con cada persona con la que te encuentras. Tener un corazón abierto y cariñoso puede ayudarte a mejorar todas las relaciones que entran en tu vida, desde con tu pareja hasta con la persona que te atiende en un centro comercial. Abrir el corazón facilita las relaciones positivas.

«Mi corazón está abierto a las relaciones e interacciones de amor incondicional».

Meditación:

Con todas las personas que conozcas, por breve que sea la interacción, imagina que una luz verde fluye desde tu chakra del corazón y va hacia el suyo y viceversa. Si esto te resulta difícil de hacer, practícalo sentándote en silencio y visualizándote a ti mismo en tu día a día, encontrándote con gente y viendo cómo se produce este intercambio de amor a corazón abierto.

Remedio 1: trabajo en los chakras con cuarzo rosa y lapislázuli

Acuéstate sobre tu espalda con los ojos cerrados. Coloca un cuarzo rosa en tu chakra del corazón y un lapislázuli en tu chakra de la garganta. Visualiza que la energía fluye entre los dos chakras. El cuarzo rosa abrirá tu corazón, mientras que el lapislázuli facilitará la comunicación y te ayudará a tener relaciones sinceras y honestas. Permanece así durante 10 minutos.

Remedio 2: trabaja tu chakra con el cuarzo rosa

A veces, la persona a la que necesitas abrir tu corazón es a ti mismo. Esta meditación de los chakras se centra en el chakra del plexo solar, que es donde se construye la autoestima, y en el chakra del corazón, donde se encuentra el amor incondicional. Utiliza un cuarzo rosa y un citrino para esta meditación. Acuéstate cómodamente sobre tu espalda con un cuarzo rosa en tu chakra del corazón y un citrino en tu chakra del plexo solar. Cierra los ojos y visualiza la apertura de cada chakra, con la energía fluyendo libremente entre ellos y expandiéndose por todo tu cuerpo. Continúa la meditación durante al menos 10 minutos.

Adicción y autocontrol

La adicción es un problema emocional, mental, espiritual y físico. Aunque el impulso y la necesidad de consumir la sustancia elegida son biológicos, las raíces de la adicción suelen estar enterradas en lo más profundo de la psique como resultado de heridas emocionales o espirituales. La sobriedad, por tanto, requiere una combinación de apoyo físico, espiritual, emocional y de autocontrol. Los siguientes remedios te proporcionarán apoyo en todos los aspectos de tu recuperación.

«Todas las elecciones que hago apoyan mi salud mental, física, emocional y espiritual».

Meditación:

Siéntate cómodamente con los ojos cerrados, respirando normalmente. Mientras repites el mantra, visualízate ejerciendo el autocontrol sobre cualquier tentación que surja, e imagínate tomando decisiones saludables que apoyen tu bienestar. Continúa tu meditación durante unos 10 minutos. Si durante el día te enfrentas a tentaciones o impulsos, cierra los ojos y repite el mantra unas cuantas veces.

Remedio 1: apoyo con piedras a todos los chakras

La adicción suele afectar a todos los chakras, por lo que es importante apoyarse plenamente. Proporciónate apoyo emocional y físico mientras fortaleces tu determinación y autocontrol. Acuéstate de espaldas durante 10 minutos con las siguientes piedras en cada chakra:

- Obsidiana en el chakra raíz
- Cornalina en el chakra sacro
- Citrino en el chakra del plexo solar
- Peridoto en el chakra del corazón
- Iolita en el chakra de la garganta
- Amatista en el chakra del tercer ojo
- Cuarzo claro en el chakra de la corona

Remedio 2: amatista y cornalina

Estas dos piedras apoyan la sobriedad: la amatista es una piedra de sobriedad directa y la cornalina es una piedra de motivación y autocontrol. Llévalas en tu bolsillo o sostenlas en tu mano receptora (no dominante) para obtener la fuerza necesaria a lo largo del día.

Conexión a tierra y protección espiritual

Los sanadores, los trabajadores de la luz, los trabajadores de la energía, las personas que utilizan la intuición psíquica, las personas que son altamente empáticas y las personas en atmósferas cargadas psíquicamente pueden beneficiarse de esta combinación de remedios. La conexión a tierra es especialmente importante porque te mantiene firmemente arraigado a la tierra. Añadir protección espiritual puede mantenerte a salvo de cualquier energía negativa, lo cual es importante porque estos tipos de trabajos tienden a dejarte bastante abierto a las influencias energéticas de otros.

«Estoy conectado a la tierra, centrado y rodeado de una luz blanca de protección».

Meditación:

Siéntate cómodamente en una silla con los pies en el suelo, los ojos cerrados y respirando de manera normal. Coloca ambas manos sobre el ombligo. Pronuncia el mantra. Ahora visualiza un cordón plateado de luz que se extiende desde la planta de tus pies hasta la Tierra. Ancla el cordón en el centro de la Tierra e imagina que una luz rosa sube por el cordón y viaja hasta tu vientre. Siente cómo esa luz se convierte en un bulto cálido en tu vientre, se calienta bajo tus manos y se mueve hacia ellas. Ahora, extiende las manos hacia los lados, con las palmas hacia arriba. Libera la luz que tienes entre las manos; hazlo como si fuese un círculo a tu alrededor mientras empujas la luz rosa desde tu núcleo hacia afuera, rodeándote completamente. Repite el mantra diez veces.

Remedio 1: turmalina negra y cuarzo claro

La turmalina es una piedra protectora que te ayuda a conectarte a la tierra, mientras que el cuarzo claro llama a lo Divino. Siempre llevo una turmalina y un cuarzo claro cuando hago trabajos energéticos, y limpio y recargo los cristales tan pronto como termino el trabajo. El cuarzo amplifica las propiedades de enraizamiento y protección de la turmalina negra. Utiliza estas dos piedras juntas —la turmalina negra en la mano que da (dominante) y el cuarzo en la mano que recibe (no dominante)— cuando sientas que necesitas conexión a tierra y protección.

Remedio 2: hematita pulida y selenita

La hematita pulida tiene una superficie reflectante que puede reflejar la energía negativa lejos de ti. Al mismo tiempo, su color, entre rojo y negro profundo, la convierte en una piedra del chakra raíz que ayuda a conectarnos a la tierra. Lleva un anillo de hematita pulida para conectarte a la tierra y protegerte, pero asegúrate de limpiar el anillo en cuanto termines de hacer tu trabajo energético. Utiliza la selenita para llamar la protección de una fuente superior. Si realizas muchos trabajos energéticos, es posible que necesites tener más de un anillo para rotarlos.

Consejo: un anillo de hematita se romperá cuando haya agotado toda su energía de conexión a tierra y de protección o se haya saturado de energía negativa. No te asustes si esto ocurre, ya que es bastante común. Simplemente es una señal de que ha llegado el momento de utilizar un anillo diferente, pero no olvides desechar los trozos del anillo anterior. No guardes los restos con tus otros cristales, porque la hematita está cargada de la energía negativa que ha absorbido.

Culpa y vergüenza

La culpa y la vergüenza son dos caras de la misma moneda. Estas emociones autodestructivas demasiado comunes nos ofrecen una oportunidad para mejorar, incluso cuando se nos presentan desafíos. Aunque sirven de brújula para ayudarnos, cuando las interiorizamos y permitimos que se conviertan en parte de nuestra imagen, pueden impedirnos avanzar en la vida de forma saludable.

«Reconozco las acciones que me llevaron a sentir culpa. Libero cualquier vergüenza persistente».

Meditación:

Medita con una piedra del chakra raíz, como un granate, en cualquiera de tus manos. Concéntrate en este chakra mientras meditas. Inspira profundamente y repite «Reconozco mis acciones, aquellas que me llevaron a la culpa». Al exhalar, imagina que tu vergüenza fluye hacia fuera a través de tu chakra raíz y se disipa en el Universo mientras dices «Libero cualquier vergüenza persistente». Haz esto durante al menos 10 minutos o hasta que te sientas liberado.

Remedio 1: trabajo en el chakra con amazonita y granate

La vergüenza y la culpa son problemas del chakra raíz. Sin embargo, cuando nuestras acciones justifican estos sentimientos, nuestro chakra de la garganta (integridad) también entra en juego. Acuéstate de espaldas en el suelo o en una cama. Coloca una amazonita en tu chakra de la garganta y un granate en tu chakra raíz. Cierra los ojos y siente cómo fluye la energía entre los dos chakras. Permanece en el lugar de 10 a 15 minutos. Permítete fluir con cualquier emoción que surja, sintiéndola y liberándola plenamente.

Remedio 2: peridoto y citrino

Siéntate cómodamente. Sostén un peridoto en la mano que da (dominante) y cierra los ojos. Visualiza tu culpa y vergüenza como sombras oscuras en tu cuerpo y observa cómo se alejan de ti y se disipan en el Universo. Llena tu cuerpo de una luz blanca sanadora. Cuando hayas completado la visualización, siéntate en silencio sosteniendo el citrino en tu mano receptora (no dominante) para aumentar la confianza en ti mismo, con tu atención centrada en el plexo solar. Hazlo durante 5 minutos.

Desesperación y esperanza

La desesperación surge cuando toda esperanza parece perdida. Encontrar incluso la más pequeña pizca de esperanza durante los momentos de desesperación puede encender la curación, evitando que te paralices y permitiéndote tomar la decisión de seguir adelante con tu vida. Cuando te sientas desesperado, puedes tomar medidas para superar ese desaliento y volver a encender tu esperanza.

> *«Nada es permanente. Todas las cosas cambian. Tengo esperanza en un futuro positivo».*

Meditación:

Haz una lista de todas las cosas que te gustaría que se fueran de tu vida y convierte cada una de ellas en una afirmación positiva. Cada día, elige tres afirmaciones positivas y repite cada una tres veces. Empieza y termina tu sesión con el mantra.

Remedio 1: alejandrita y turmalina

Mientras pronuncias tus afirmaciones, sostén una turmalina negra en la mano que da (dominante) y una alejandrita en la mano que recibe (no dominante). La turmalina absorberá tu desesperación, mientras que la alejandrita impartirá esperanza. Asegúrate de limpiar y cargar estos cristales después de cada sesión, porque la desesperación es una energía muy pesada que llenará rápidamente tu cristal.

Remedio 2: rejilla de citrino y cuarzo ahumado

Haz una simple rejilla de líneas con citrino y cuarzo ahumado. Coloca un trozo de cuarzo ahumado de cualquier forma en el centro, con dos puntas de citrino a cada lado y apuntando hacia ti. Coloca la rejilla en un lugar donde pases mucho tiempo o junto a tu cama. El cuarzo ahumado absorberá y transformará la energía negativa de la desesperación en energía positiva, mientras que el citrino impartirá esperanza, dirigida a través de las puntas de los cristales. Limpia y carga tus cristales a diario.

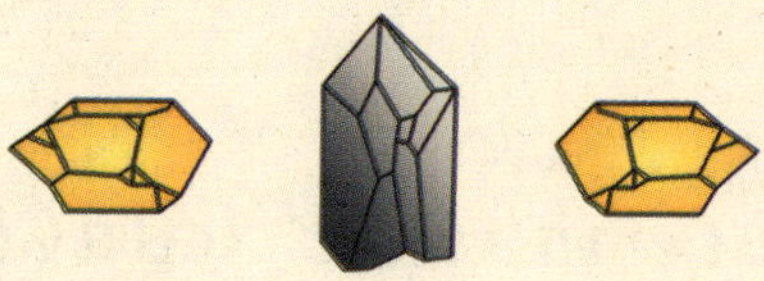

Duelo y consuelo

Cuando nos afligimos, anhelamos el consuelo. Sin embargo, durante un duelo intenso, por mucho que otros intenten darnos consuelo, este puede ser difícil de hallar. Encontrar una fuente de consuelo dentro de uno mismo es quizá la forma más eficaz de ayudarnos. En este caso, el consuelo proviene de nuestro ser superior, así como de un motivo; por ejemplo, los guías espirituales, los seres queridos perdidos o cualquier deidad en la que creemos.

«Recibo consuelo de mi ser superior para aliviar mi dolor».

Meditación:

Siéntate en silencio y con los ojos cerrados, respirando profundamente. Repítete a ti mismo lo siguiente: «Agradezco a mi poder superior por traerme consuelo en mi momento de dolor». Permítete sentir la calidez y el consuelo que entra en tu cuerpo desde el Universo, rodeándote de una amorosa luz blanca. Pronuncia el mantra mientras estás sentado y déjate abrazar por la luz durante el tiempo que necesites.

Remedio 1: cuarzo ahumado y lágrimas de apache

Sostén un cuarzo ahumado en tu mano donante (dominante) y un pedazo de lágrimas de apache en tu mano receptora (no dominante). El cuarzo ahumado recibirá, absorberá y transformará tu dolor, mientras que las lágrimas de apache impartirán energía reconfortante. Puedes hacer esto durante la meditación o en cualquier momento del día en que tu pena amenace con abrumarte. Asegúrate de limpiar y cargar los cristales a diario porque las emociones intensas los llenarán rápidamente de energía.

Remedio 2: aguamarina y selenita

Utiliza el aguamarina para facilitar la liberación de las emociones dolorosas y la selenita para buscar el consuelo de un poder superior. Sostén el aguamarina en la mano que da (dominante) y la selenita en la mano que recibe (no dominante), permitiendo que tus emociones fluyan hacia la aguamarina y que la paz y el consuelo de la selenita vayan hacia ti. Continúa durante al menos 10 minutos o hasta que sientas una sensación de confort y que tu dolor ha disminuido.

Estrés y paz

Demasiado estrés en nuestra vida puede robarnos la sensación de paz. Sin embargo, encontrar un lugar de paz en nuestro interior puede proporcionarnos un refugio contra el estrés inevitable, permitiéndonos un respiro en los momentos de tensión. Todos tenemos un lugar de paz en nuestro interior al que podemos acudir y recargarnos, independientemente de lo que ocurra en nuestras vidas. Localizar esta fuente de paz puede ayudarnos a mantener el estrés a raya.

«Libero todo el estrés y entro en mi lugar de paz».

Meditación:

Siéntate tranquilamente con los ojos cerrados, respirando profundamente. Concentra toda tu energía en tu interior y localiza un espacio tranquilo dentro de ti. Mientras te concentras en este lugar, inhala la paz y exhala el estrés al mismo tiempo que repites el mantra. Permanece en la meditación durante al menos 10 minutos.

Remedio 1: ónix y selenita

El ónix negro absorbe la energía negativa, mientras que la selenita tiene una energía muy pacífica. Sostener la selenita o incluso mirarla puede ayudarte a alcanzar un estado más tranquilo y pacífico. Cuando te sientas estresado, sujeta el ónix en la mano que da (la dominante), respirando profundamente y dejando que absorba tu estrés. Luego, sostén la selenita en tu mano receptora (no dominante) y mira profundamente en tu interior mientras respiras hondo. Repite el mantra 10 veces.

Remedio 2: obsidiana y calcita azul

La obsidiana puede calmar y absorber la energía negativa, mientras que la calcita azul puede ayudar a aliviar los signos físicos del estrés, calmando y permitiendo encontrar la paz interior. Sostén la obsidiana en la mano que da (dominante) y la calcita azul en la mano que recibe (no dominante) mientras haces la meditación.

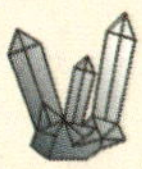

Consejo: si trabajas en un entorno muy estresante, mantén una pieza de selenita en tu escritorio. Una buena opción que puedes encontrar en diferentes tiendas de cristales es una torre de selenita sobre una base iluminada. El color de la luz en la base cambia, haciendo que la selenita brille en diferentes tonos. Observar este proceso puede liberar el estrés y aumentar la sensación de paz.

Inseguridad y confianza en uno mismo

La seguridad se forma en el chakra raíz, mientras que la autoconfianza surge del chakra del plexo solar. Ambos suelen ir de la mano; si nunca te has sentido seguro, es difícil que tengas algún tipo de confianza en ti mismo. Para reforzar la confianza en uno mismo, primero hay que ocuparse de los problemas de seguridad que se tienen. Las necesidades de nivel superior de una persona no pueden abordarse hasta que se satisfagan las necesidades a nivel inferior.

«Me siento seguro, protegido y confiado en mí mismo y en mi vida».

Meditación:

Medita para fortalecer tu chakra raíz y tu chakra del plexo solar. Acuéstate de espaldas con los ojos cerrados, respirando normalmente. Visualiza un remolino de luz roja en tu chakra raíz y un remolino de luz amarilla en tu chakra del plexo solar. Lleva la energía de un chakra al otro. Haz esto durante al menos 10 minutos, repitiendo el mantra mientras lo haces.

Remedio 1: ojo de tigre rojo y amarillo

Me encanta el ojo de tigre como piedra de la confianza en uno mismo; para mí, se siente tan poderosamente autoafirmante. Lo tengo en todos los colores, y está entre mis piedras favoritas. En este caso, usa el ojo de tigre rojo en tu chakra raíz y el ojo de tigre amarillo en tu chakra del plexo solar mientras haces la meditación.

Remedio 2: sardónice y piedra solar

El sardónice, ya sea rojo o negro, es una gran piedra de doble propósito. Ayuda a despejar los problemas de seguridad asociados con el chakra raíz, y también sirve como un refuerzo de la confianza. La piedra solar también aumentará tu autoestima. Lleva el sardónice y la piedra solar en el bolsillo de tu pantalón para que las piedras estén cerca de estos dos chakras cuando te sientas inseguro y necesites un impulso de confianza.

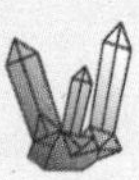

Consejo: cualquier piedra del chakra raíz puede ayudar a eliminar la inseguridad, mientras que cualquier piedra del chakra del plexo solar puede aumentar la confianza en uno mismo. Prueba diferentes combinaciones de piedras del chakra raíz (rojas o negras) y piedras del chakra del plexo solar (doradas o amarillas) para ver cuál te ayuda más. Puedes utilizarlas durante tu meditación o llevarlas contigo. Si las llevas en tus manos, mantén en tu mente aquello que te gustaría recibir (en este caso, la confianza) en tu mano receptora (no dominante), y siempre mantén el aspecto que quieres disipar en tu mano dadora (dominante).

Inspiración y creatividad

Incluso las personas más creativas se sienten de vez en cuando bloqueadas en sus actividades. Es, entonces, cuando necesitamos especialmente una chispa de inspiración para avivar nuestra creatividad. Pero, incluso, si no estás experimentando un bloqueo creativo o no eres una persona particularmente creativa, encontrar la inspiración creativa puede resultar un beneficio positivo a lo largo del camino de tu vida.

«Me inspira mi yo superior y expreso mi creatividad en todos los aspectos de mi vida».

Meditación:

La inspiración procede del chakra de la corona, donde se recibe la inspiración de la Fuente, así como del chakra del tercer ojo, que es la sede de la inspiración y la percepción del ser superior. La creatividad se forma en el chakra sacro. Incorporar todos estos chakras en una sola meditación puede ayudar a estimular el flujo de ideas e inspiración desde los chakras superiores hasta el chakra de la creatividad. Siéntate cómodamente con los ojos cerrados, respirando normalmente, y visualiza una luz blanca que viene desde lo alto y entra por tu chakra de la corona. Lleva la energía a tu chakra del tercer ojo, mezclando la luz blanca con el violeta o índigo del tercer ojo. A continuación, lleva esa energía hacia abajo, a través de tus chakras, hasta tu chakra sacro, donde se mezcla con la energía naranja que encuentras allí. Mientras lo haces, repite el mantra durante al menos 10 minutos.

Remedio 1: rejilla de amatista y ametrina

La amatista es un cristal de los chakras de la corona y del tercer ojo que aporta inspiración, y el citrino es una piedra de la creatividad. Para despertar la creatividad mientras duermes coloca una pequeña rejilla de ametrina en tu mesa de noche. Para la rejilla, pon un trozo de amatista en el centro y, luego, añade tres piedras de ametrina formando un triángulo alrededor de la piedra central. Asegúrate de que una de las puntas del triángulo apunte directamente a tu cabeza para dirigir la energía hacia ti. (Si no tienes ametrino, puedes usar citrino en su lugar).

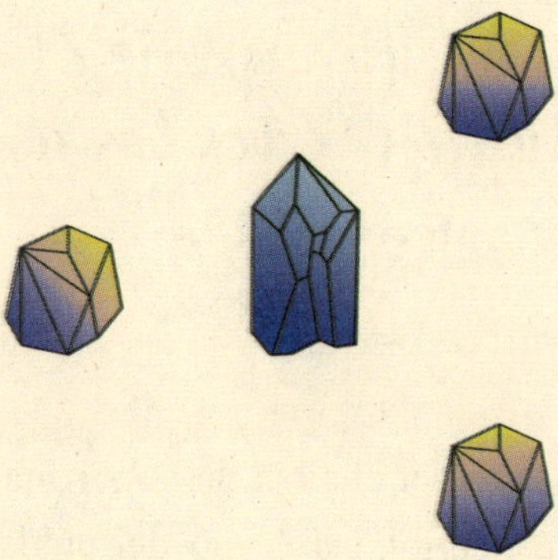

Remedio 2: citrino y calcita naranja

El citrino puede ayudar a abrir la mente permitiendo que entre la inspiración. La calcita naranja atrae la creatividad del chakra sacro y la combina con la inspiración de una fuente superior. Siéntate en silencio de 5 a 10 minutos con una piedra de citrino en tu mano receptora (no dominante), concentrándote en tu chakra del plexo solar. A continuación, realiza la meditación con una calcita naranja en tu mano receptora.

La ira y el perdón

A menudo, la ira hacia otra persona está justificada, pero, cuando te aferras a ella durante mucho tiempo, te perjudica a ti y no al objeto de tu ira. El perdón es un paso importante para liberarse y avanzar, de modo que no te quedes atascado en la negatividad. La ira y el perdón son emociones del chakra del plexo solar, así que trabajar para desbloquear ese chakra puede ayudarte a aprender a liberar tu ira y a perdonar.

«Libero toda la ira hacia (nombre de la persona) y (lo/la) libero hacia un futuro positivo».

Meditación:

Acuéstate de espaldas con un ojo de tigre amarillo sobre tu chakra del plexo solar; coloca ambas manos suavemente sobre la piedra. Centra tu atención en tu plexo solar. Mientras te concentras en tu chakra, repite el mantra durante al menos 10 minutos o hasta que sientas que te liberas. Puedes utilizar cualquiera de las piedras del plexo solar para esta meditación.

Remedio 1: prehnita y cuarzo claro

Sentado cómodamente, sostén un cuarzo claro en una mano y una prehnita en la otra. Repite el mantra durante 10 minutos o hasta que sientas paz.

Remedio 2: rejilla de cuarzo ahumado y cuarzo rosa

El cuarzo ahumado ayuda a transformar las emociones negativas, que son tan poderosas, mientras que el cuarzo rosa impulsa el perdón y el amor incondicional hacia uno mismo y hacia los demás. Para hacer la rejilla coloca el cuarzo rosa de cualquier forma en el centro. A continuación, rodéalo con un cuadrado de cuatro piezas de cuarzo ahumado. Con el dedo, traza la forma de la rejilla, visualizando el objeto de tu ira en tu mente y rodeándolo de luz blanca. Esta poderosa rejilla puede ayudarte a aliviar los sentimientos de ira, convirtiéndolos en perdón y amor.

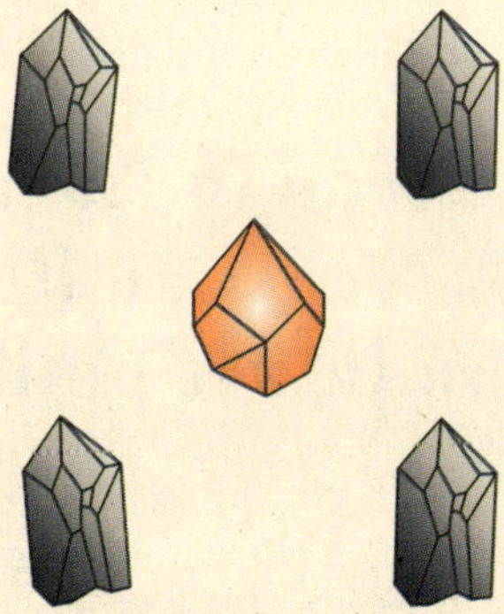

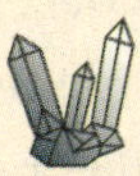

Consejo: a veces, la persona con la que estás molesto eres tú mismo. Para el autoperdón imagínate a ti como el objeto de tu ira y concéntrate en liberar esa ira que sientes hacia ti mismo.

Liberar la negatividad y aumentar la energía positiva

La ley de la atracción establece que todo lo que pones en el Universo lo recibes de vuelta. Por lo tanto, si estás atrapado en una espiral de negatividad, estás creando circunstancias energéticas en las que más negatividad puede volver a ti. Este puede ser un ciclo muy difícil de salir, a menos que trabajes activamente para aumentar la energía positiva en tu vida. Si estás atrapado en un patrón negativo, es esencial que no te quedes en la negatividad y le des más energía, sino, por el contrario, es necesario que te centres en generar energía positiva para darle la vuelta a las cosas.

«Estoy lleno de energía positiva y, por ello, atraigo cosas positivas a mi vida».

Meditación:

Siéntate cómodamente con los ojos cerrados y respirando profundamente. Al exhalar, imagina a la energía negativa como una nube oscura que abandona tu cuerpo y se disuelve en una luz blanca que te rodea. Mientras inhalas, visualiza la luz blanca positiva entrando a tu cuerpo y llenándote mientras repites el mantra. Haz esto cada día durante al menos 10 minutos.

Remedio 1: iolita y turmalina negra

La iolita es un hermoso cristal azul acuoso que atrae la energía positiva, mientras que la turmalina negra absorbe la negatividad. Haz la meditación mientras sostienes la turmalina negra en la mano que da (dominante) y la iolita en la que recibe (no dominante). Asegúrate de limpiar y cargar los cristales un par de veces a la semana para que sigan funcionando bien.

Remedio 2: moldavita y ámbar

Me encanta cualquier cristal que haga más de una cosa a la vez, por lo que creo que la moldavita es perfecta para transformar la energía. Es un cristal de transformación, por lo que puede convertir la energía de cualquier situación y pasarla de negativa a positiva. Es una gran piedra para usar cuando te sientes atrapado en una espiral negativa. El ámbar es una piedra de felicidad y alegría, por lo que aumenta la energía positiva. Haz la meditación con la moldavita en la mano que da (dominante) y el ámbar en la mano que recibe (no dominante) durante 10 minutos, y nota cómo la energía que entra en la moldavita se transforma y vuelve a ti con vibraciones positivas, mientras que el ámbar añade energía positiva y felicidad desde la mano que recibe. Limpia las piedras a diario si estás en un ciclo intensamente negativo o, caso contrario, un par de veces a la semana.

Miedo y valor

Todo el mundo siente miedo de vez en cuando, es una respuesta humana natural. La valentía ante el miedo significa actuar de forma constructiva, sin importar el miedo que se sienta. Los actos de valentía no tienen por qué ser grandes o audaces para ser importantes. A veces, la valentía viene de tener la fuerza de ser quien eres ante el miedo al rechazo. Superar el miedo para hacer un cambio positivo es un tremendo acto de valentía, puede parecerte pequeño pero en realidad no lo es.

«Tengo la fuerza para enfrentarme a todas las circunstancias; tengo la valentía de actuar y avanzar».

Meditación:

El miedo es un asunto del chakra raíz, mientras que el coraje es un asunto del chakra del plexo solar. Para superar el miedo con coraje, acuéstate de espaldas, con los ojos cerrados y respirando normalmente. Permítete sentir miedo y nota cualquier sensación en tu chakra raíz. Ahora, mueve tu atención a tu chakra del plexo solar. Visualiza la luz dorada de ese chakra brillando con fuerza. Mueve tu miedo desde el chakra raíz hacia el chakra del plexo solar, permitiendo que la luz dorada lo invada. Continúa meditando durante al menos 10 minutos.

Remedio 1: granate y aguamarina

El granate ayuda a aliviar el miedo, mientras que el aguamarina permite actuar con valentía. Sostén el granate en la mano que da (dominante) y el aguamarina en la mano que recibe (no dominante). Siéntate en silencio con los ojos cerrados, y permítete sentir cómo tu miedo fluye hacia el granate y que el valor emana hacia ti desde el aguamarina. Asegúrate de limpiar y cargar ambas piedras con regularidad si estás en una situación que requiere mucho coraje.

Remedio 2: trabajo en el chakra con ojo de tigre y piedra de sangre

Coloca un trozo de ojo de tigre amarillo en tu chakra del plexo solar y una piedra de sangre en tu chakra raíz mientras haces la meditación.

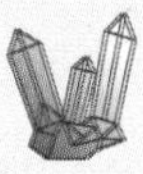

Consejo: a fin de tener valor en ciertos aspectos de tu vida, utiliza también una piedra para ese chakra. Por ejemplo, si tienes miedo de decir tu verdad y necesitas valor para hacerlo, utiliza el ojo de tigre y la piedra de sangre, pero añade una piedra del chakra de la garganta como el lapislázuli. Para superar el miedo y tener valor en el amor añade una piedra del chakra del corazón como el cuarzo rosa.

Negación y aceptación

La negación puede impedirte reconocer todo tipo de problemas en tu vida, desde las adicciones hasta los problemas de pareja o las enfermedades. La negación es un mecanismo de defensa que en muchas ocasiones la gente utiliza para evadir emociones abrumadoras, pero hacer esto también les juega en contra, les impide avanzar en su vida de forma significativa. La aceptación, por su parte, ayuda a liberar la negación, permitiéndote resolver los problemas de forma creativa para encontrar soluciones útiles y resolver los problemas de tu vida.

«Reconozco la verdad, la acepto por lo que es y me amo incondicionalmente».

Meditación:

Uno de los mayores problemas de la negación es que, a nivel consciente, probablemente no te das cuenta de que estás en negación. Sin embargo, en un nivel subconsciente, probablemente sí lo sabes. Así que antes de llegar a la aceptación debes reconocer aquello que estás negando. Esta meditación está enfocada en que puedas revelar tu negación, reconocerla y alcanzar la aceptación.

Acuéstate cómodamente de espaldas, con los ojos cerrados y respirando normalmente. Pregúntate «¿Qué estoy negando?». A continuación, céntrate en tu tercer ojo y observa lo que surge. Cuando tengas una imagen clara de lo que estás negando, pronuncia el mantra mientras te visualizas rodeado de una luz blanca sanadora.

Remedio 1: trabajo en los chakras con fluorita púrpura y verde

Para facilitar la meditación utiliza dos piezas de fluorita: una púrpura y otra verde. Coloca la fluorita púrpura en tu chakra del tercer ojo para facilitar la percepción, y la fluorita verde en tu chakra del corazón para facilitar el amor incondicional y la aceptación. Continúa con la meditación. (Puedes sustituir la fluorita púrpura y la verde por dos piezas de fluorita arcoíris que sean solo de color púrpura y verde).

Remedio 2: trabajo en el chakra con cuarzo claro y florita

Para esta meditación, utiliza una sola pieza de fluorita arcoíris que tenga azul, verde y púrpura. Acuéstate sobre tu espalda con la fluorita en tu chakra de la garganta y el cuarzo claro en tu chakra de la corona. El azul de la fluorita ayudará a estimular la expresión de tu verdad, que es esencial para liberar la negación y encontrar la aceptación. El cuarzo claro amplificará la energía espiritual, proporcionándote la fuerza y el apoyo de la Divinidad. Visualiza una luz entrando en tu chakra de la corona a través del cuarzo y en tu chakra de la garganta desde la fluorita. Haz que la energía suba hasta tu chakra del tercer ojo y baje hasta tu chakra del corazón. Repite el mantra mientras realizas esto, de 5 a 10 minutos.

Objetivos y motivación

Establecer objetivos puede ayudarnos a conseguir las cosas que deseamos en la vida, pero a veces la motivación falla. A fin de comprometernos con los pensamientos, las palabras y los actos necesarios para alcanzar nuestros objetivos a corto y largo plazo, es necesario que estemos motivados para seguir avanzando. Sin embargo, incluso cuando avanzamos de forma constante hacia la ejecución de nuestros objetivos, la vida a menudo se interpone en el camino y, de repente, perdemos el impulso para seguir adelante. Trabajar con estas dos áreas en combinación puede ayudar a mantener la vista en el premio y a seguir dando pasos positivos en esa dirección.

«Mantengo la motivación para cumplir mis objetivos».

Meditación:

Escribe tus objetivos en forma de afirmaciones, redactándolos como si ya los hubieras alcanzado. Por ejemplo, si tu objetivo es correr una maratón, podrías afirmar de la siguiente manera: «Estoy agradecido de haber completado mi maratón con éxito y de estar feliz y sano». Cada mañana, al despertarte, repite tres veces cada una de tus afirmaciones. Luego, cierra los ojos y visualízate haciendo lo que tienes que hacer durante el día para dar los pasos necesarios y conseguir tu objetivo.

Remedio 1: rejilla de varias piedras

Esta rejilla cuadrada requiere de cinco piedras; todas ellas ayudan a enfocar diferentes aspectos de las metas y la motivación. Comienza con un punto de cuarzo claro o un racimo en el centro para la amplificación. Alrededor del punto de cuarzo, coloca una cornalina para la motivación, un ojo de tigre amarillo para la autoconfianza, una obsidiana para el autocontrol y una sodalita para la integridad. Forma un cuadrado alrededor del cuarzo claro central y coloca la rejilla en tu mesita de noche. Limpia y recarga las piedras una o dos veces por semana.

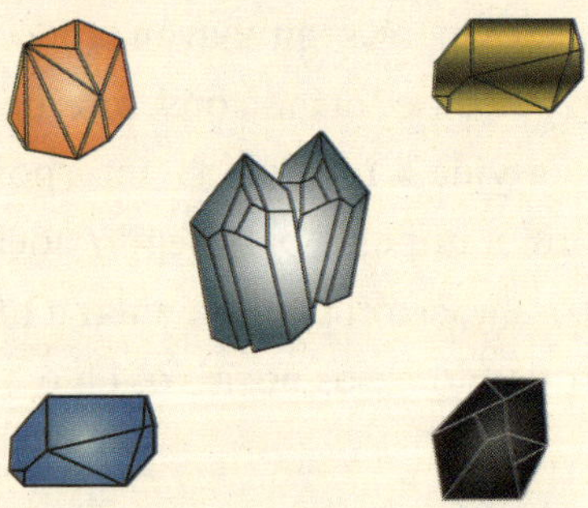

Remedio 2: amatista y cornalina

Antes de ir a dormir, acuéstate de espaldas con un trozo de amatista sobre tu chakra del tercer ojo. Pregúntate «¿Cuáles son mis objetivos?». Concéntrate en tu tercer ojo y observa lo que surge. Ahora, escribe tus objetivos en un papel y envuelve el papel alrededor de un cristal de cornalina. Coloca la cornalina envuelta bajo tu almohada. La amatista ayuda a clarificar el pensamiento, mientras que la cornalina proporciona energía y motivación para dar los pasos necesarios con el fin de alcanzar los objetivos al comenzar un nuevo día.

Resentimiento y dejar ir

Cuando estás resentido con alguien te mantienes a ti y a la otra persona cautivos espiritual y emocionalmente. También puede afectar negativamente a las relaciones futuras. Aprender a dejar ir el resentimiento puede sanar las relaciones o puede proporcionarles a ambos una liberación, permitiéndoles seguir adelante con sus vidas, ya sea juntos o separados. Algunas relaciones no pueden curarse, incluso después de dejar atrás el resentimiento, y eso está bien. Lo importante es que ambos han aprendido las lecciones que necesitaban de la relación y que se han liberado mutuamente hacia un futuro positivo y saludable.

> «Libero a (nombre de la persona) de la ira y el resentimiento y le bendigo para un futuro positivo».

Meditación:

Siéntate cómodamente con los ojos cerrados, respirando de manera normal. Visualiza a la persona a la que le guardas resentimiento e imagínala rodeada de pesadas cadenas; estas representan tu resentimiento. Ahora, envíale luz amorosa desde tu corazón y observa cómo el amor rompe las cadenas que la rodean. Envuelve completamente a la persona con una luz mientras repites el mantra durante al menos 10 minutos.

Remedio 1: cornalina y ágata musgosa

La cornalina roja puede ayudar a liberar el resentimiento, mientras que el ágata musgosa ayuda tanto con el resentimiento como con el dejar ir. Esta piedra verde es una buena elección para el chakra del corazón, pues permite amar frente a la ira o el resentimiento. El ágata musgosa también puede ayudar a soltar la amargura y la ira. Haz la meditación mientras sostienes un trozo de ágata musgosa en tu mano receptora (no dominante) y otro de cornalina en tu mano dadora (dominante).

Remedio 2: turmalina negra y ámbar

A veces, el resentimiento y la amargura se ganan porque uno o ambos miembros de la pareja traen mucha energía tóxica a la relación. En este caso, es aún más importante dejar ir esas emociones. La turmalina negra puede ayudarte absorbiendo la energía negativa creada por la propia relación, así como también a liberarte, tanto a ti como a la otra persona. Medita con una turmalina negra en la mano que da (la dominante) durante 10 minutos al día, al menos una semana, concentrándote en liberar el resentimiento o los sentimientos negativos que tienes y dejando que fluyan hacia la turmalina negra. Limpia y recarga la turmalina en cuanto termines cada sesión de meditación. Continúa la meditación, y durante 5 minutos sostén el ámbar en tu mano receptora (no dominante), para impulsar sentimientos cálidos y de felicidad.

Consejo: a veces, la mejor manera de sanar una relación es alejándose de ella, dejándola ir. El resentimiento suele acumularse en una relación que ya no sirve para el camino de ambas personas en la vida. Pero reconocer que el tiempo que pasaron juntos fue beneficioso para ambos puede ayudarte a separarte y a dejar ir con gratitud la ayuda que te proporcionaron en el camino.

Soledad y satisfacción

Mucha gente cree que lo contrario de la soledad es el amor, pero, en realidad, es la satisfacción. A veces, en la vida, somos incapaces de encontrar el amor que deseamos con otro ser humano. El sentimiento de soledad puede existir para que sigamos tendiendo la mano a los demás o puede impulsarnos a estar en comunión con nosotros mismos, con nuestro espíritu y con la Fuente. Encontrar la satisfacción en la vida —sin importar el estado de relación o cuántas personas hay en nuestra vida— es una manera significativa de abordar la soledad que puedamos sentir.

«Estoy en paz y contento con mi propia compañía».

Meditación:

Siéntate cómodamente con los ojos cerrados, respirando normalmente. Visualízate sentado solo en un espacio donde no hay nada más que tú. Ahora, pronuncia el mantra y permite que una luz venga desde arriba y desde tu interior; luego visualízate rodeado de una luz blanca y amor. Haz esto durante al menos 10 minutos.

Remedio 1: amatista, citrino y cuarzo rosa

La amatista te conecta con el espíritu y con tu ser superior, el citrino aumenta el disfrute de tu propia compañía, y el cuarzo rosa aumenta el amor incondicional hacia ti mismo y hacia los demás. Haz la meditación con la amatista y el citrino en tu mano receptora (no dominante) y el cuarzo rosa en tu mano dadora (dominante), que debes presionar suavemente a tu chakra del corazón.

Remedio 2: rubí fucsita

El rubí es otra piedra que fomenta la satisfacción, mientras que la fucsita es una piedra del corazón que impulsa el amor propio y las relaciones positivas. Los dos se unen en el rubí fucsita, lo que la convierte en la piedra perfecta para esta combinación. Coloca un trozo de rubí fucsita bajo tu almohada por la noche, y limpia y recarga el cristal cada mañana. Para esta sanación, también puedes utilizar juntas piezas separadas de rubí y fucsita.

6
CAPÍTULO
Perfiles de los cristales

Aquí encontrarás las características de 99 cristales que te ayudarán a familiarizarte con sus orígenes, colores y usos principales. Estos perfiles también detallan los vínculos que existen entre los chakras de cada cristal, lo cual es útil para aquellos que deseen integrar el trabajo con los chakras en su práctica con los cristales. Por último, cada entrada indica la colocación recomendada que debe tener cada cristal para lograr maximizar su poder vibratorio.

Ágata

El ágata es una forma de cuarzo y calcedonia. Es una piedra translúcida y con bandas que se presenta en una gran variedad de colores y formas. Se pueden encontrar muchos tipos, cortes y formas diferentes de ágatas, incluyendo piedras lisas y redondeadas, piedras pulidas, piedras en bruto y secciones transversales pulidas o losas. Muchas ágatas disponibles en el mercado han sido teñidas para mejorar las características de color de la piedra.

Origen:

Australia, Brasil, Estados Unidos, India, México, Marruecos y República Checa.

Colores:

Azul, verde, marrón, amarillo, rosa, blanco, naranja, negro, púrpura, gris y rojo.

Usos principales:

Mejora el equilibrio emocional y la curación, equilibra el *yin* y el *yang*, promueve la calma emocional, aumenta la confianza en uno mismo, mejora el enfoque y la concentración, ayuda a superar la amargura y cura el resentimiento (otros usos dependen del color).

Chakras:

Corazón y raíz.

Colocación:

Coloca esta piedra en los chakras correspondientes. Puedes sostenerla con ambas manos, usarla en joyas o llevarla en tu bolsillo.

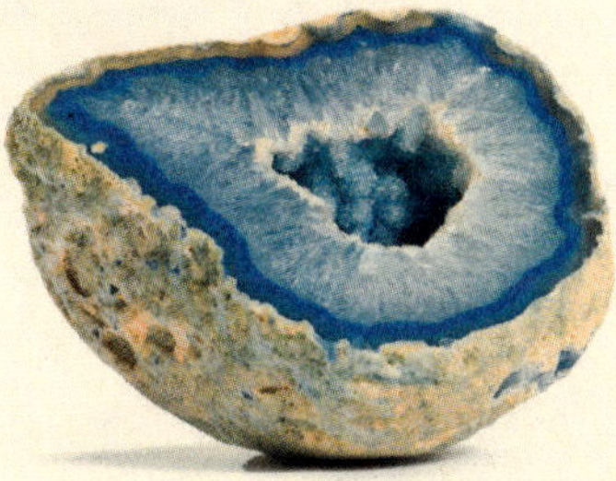

Ágata de encaje azul

Esta ágata de color azul suave tiene fascinantes bandas blancas o grises que la atraviesan. Es una piedra muy bonita, con una ligera calidad translúcida y obtiene un alto brillo cuando se la pule. Es un cristal relativamente duro.

Origen:

África (especialmente, Sudáfrica), Australia y Brasil.

Colores:

Azul cielo y azul violeta con bandas blancas y grises.

Usos principales:

Genera una sensación de calma, facilita la comunicación tranquila y veraz, ayuda a hablar en público, impulsa la tranquilidad, ayuda a disminuir las emociones negativas profundas y posibilita la comunicación con los seres espirituales.

Chakras:

Tercer ojo y garganta.

Colocación:

Coloca esta piedra en los chakras correspondientes o en contacto con ellos. Puedes sostenerla en tu mano receptora (no dominante) para la calma, o en tu mano dadora (dominante) para comunicar con veracidad o suavidad, usarla en joyas (particularmente, collares o pendientes), llevarla en tu bolsillo, colocarla en un atril para hablar en público o mantenerla en el área de meditación.

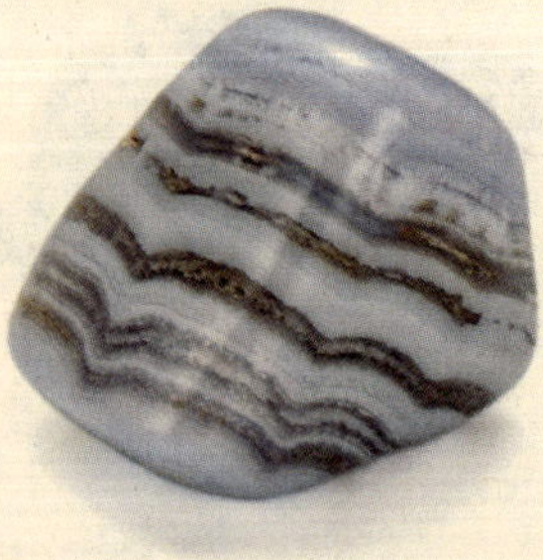

Ágata musgosa

Una vez que veas el ágata musgosa entenderás cómo obtuvo su nombre. Esta ágata tiene el color del musgo, con variaciones de color que van desde el verde claro hasta el verde intenso, y motas de color blanco, marrón, gris o negro. Es una piedra translúcida.

Origen:

Australia, Brasil, Estados Unidos, India, México, Marruecos y República Checa.

Color:

Verde

Usos principales:

Fomenta la apreciación de la naturaleza, mejora las habilidades de jardinería, apoya los nuevos comienzos, atrae la prosperidad y fomenta el amor de todo tipo.

Chakra:

Corazón

Colocación:

Coloca esta piedra en tu chakra del corazón o en contacto con él. Puedes sostenerla con ambas manos, guardarla en tu cartera o caja, ubicarla alrededor de tus plantas o en el cobertizo de tu jardín, o tenerla en el bolsillo de tu camisa o chaqueta.

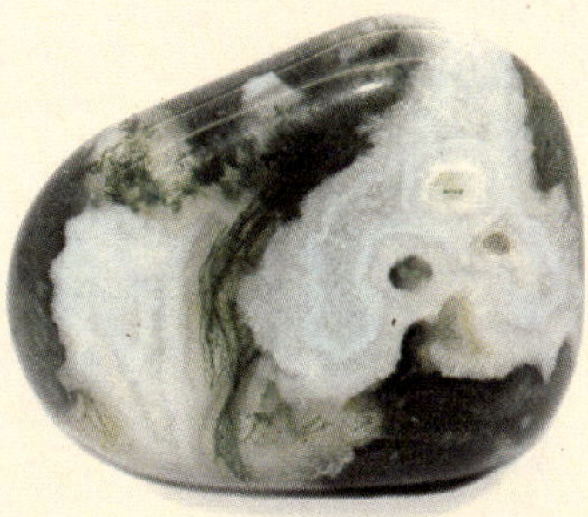

Aguamarina

Este cristal tiene el nombre y el color del océano, y los marineros lo utilizaron durante siglos para promover la seguridad en los viajes por mar y evitar accidentes. El aguamarina es una variedad del berilo y se utiliza a menudo para fabricar hermosas joyas que son apreciadas por su impresionante color azul verdoso.

Origen:

Brasil, Estados Unidos, Irlanda, México, Oriente Medio, Rusia y Zimbabue.

Colores:

Verde azulado y azul verdoso.

Usos principales:

Proporciona coraje, ofrece protección contra las energías negativas, promueve un viaje seguro, ayuda con las fobias, disminuye la ansiedad y el miedo, incentiva a decir la verdad, limpia y fortalece el aura, supera el juicio, y ayuda a calmar y aliviar el estrés.

Chakras:

Corazón, tercer ojo y garganta.

Colocación:

Coloca esta piedra en los chakras correspondientes o en cualquier parte del cuerpo que se necesite. Puedes sostenerla en tu mano receptora (no dominante), usarla en joyas (especialmente, collares o pendientes), llevarla en tu bolsillo o colocarla en tu equipaje de mano para viajar con seguridad.

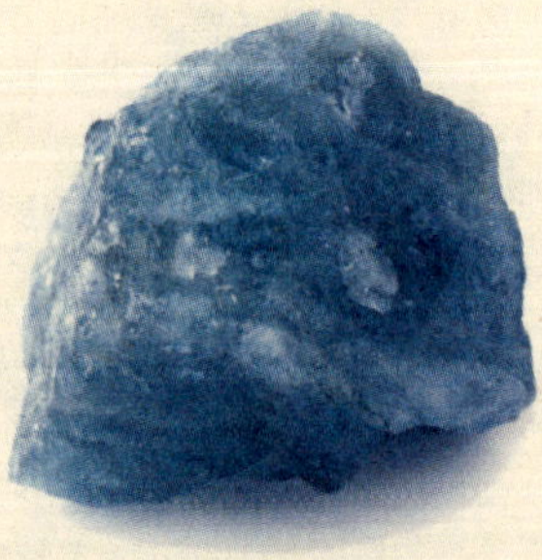

Alejandrita

Cuando se la corta en facetas, este cristal, único, verde o verde azulado, cambia de color dependiendo de la posición y de cómo se le ilumine. Esta característica de cambio de color hace que esta piedra sea muy deseada, pero también bastante escasa. Gran parte de la alejandrita que se encuentra disponible puede ser fabricada a partir del cristal austriaco, el cual es realmente bello, pero no posee propiedades curativas. El mineral recibió su denominación por su uso en la Rusia zarista y lleva el nombre del zar Alejandro II.

Origen:

Brasil, Rusia y Sri Lanka.

Colores:

Verde y verde azulado (cambiando de púrpura a frambuesa).

Usos principales:

Aumenta la autoestima, intensifica las emociones positivas, incrementa la confianza, promueve el optimismo, potencia la alegría, trae suerte, facilita la conexión con el ser superior y mejora la intuición.

Chakras:

Corazón, tercer ojo y corona.

Colocación:

Coloca esta piedra en los chakras correspondientes. Puedes sostenerla en tu mano receptora (no dominante), usarla en joyas o llevarla en tu bolsillo.

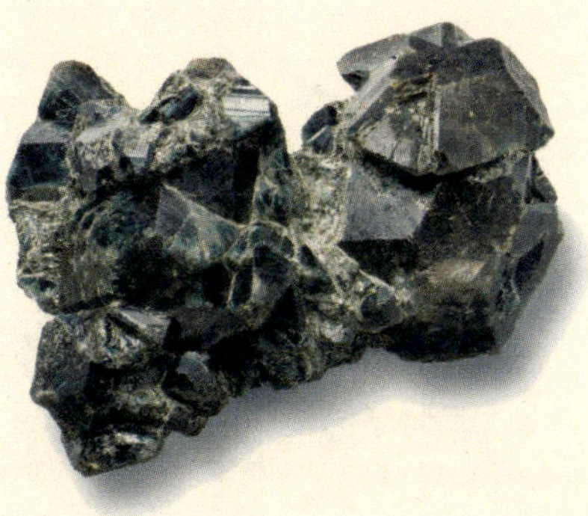

Amatista

La amatista es un cristal de cuarzo y una piedra semipreciosa. Su nombre es una derivación de la palabra griega *amethystos,* que significa «no borracho». A lo largo de la historia, la gente la ha considerado una piedra que evita la intoxicación y ayuda a la sobriedad.

Origen:

Brasil, Canadá, África Oriental, Gran Bretaña, India, México, Rusia, Sri Lanka y Estados Unidos.

Colores:

Púrpura y amarillo.

Usos principales:

Mejora la intuición y la visión interior, estimula la sobriedad, trata el insomnio, activa el sueño reparador, mejora las habilidades psíquicas, y favorece la conexión con el reino espiritual y el ser superior.

Chakras:

Tercer ojo y corona.

Colocación:

Coloca esta piedra directamente en los chakras correspondientes o en contacto con ellos. Puedes sostenerla en tu mano receptora (no dominante), usarla en cualquier tipo de joya (especialmente, collares y pendientes), llevarla en tu bolsillo, colocarla bajo tu almohada o en tu mesita de noche, o mantenla en el área de meditación.

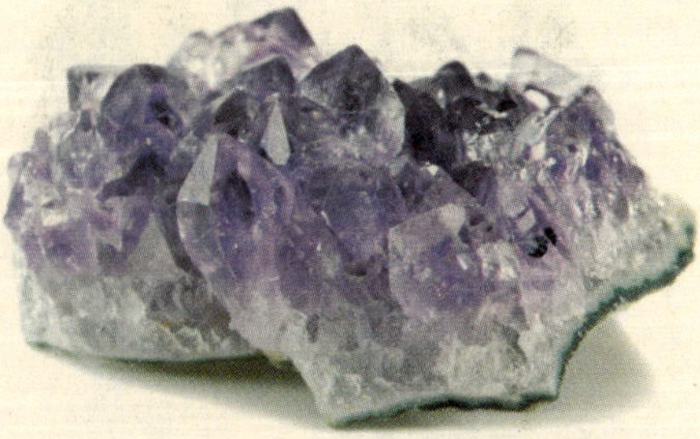

Amazonita

La amazonita es un miembro de la familia de los feldespatos, posee un color azul verdoso o azul turquesa y un brillo ligeramente iridiscente. Es una piedra relativamente blanda, por lo que se raya y abolla con facilidad. Por ello, es mejor llevar la amazonita sola o envuelta en un paño para que otras piedras no la rayen. No utilices agua o sal para limpiar este cristal.

Origen:

Australia, Brasil, Canadá, Namibia, Rusia, Estados Unidos y Zimbabue.

Colores:

Azul verdoso y azul turquesa.

Usos principales:

Proporciona protección contra las energías electromagnéticas, calma y suaviza, promueve la paz, alivia el estrés, ayuda a equilibrar el *yin* y el *yang*, impulsa la verdad personal, abre el corazón, promueve el amor y activa la intuición.

Chakras:

Garganta y corazón.

Colocación:

Coloca la amazonita directamente en los chakras correspondientes. Úsala en el tercer ojo para la intuición. Puedes sostenerla en la mano que recibe (no dominante) para la paz, y en la mano que da (dominante) para absorber el estrés, llevarla en tu bolsillo o usarla en joyas (particularmente, collares y pendientes).

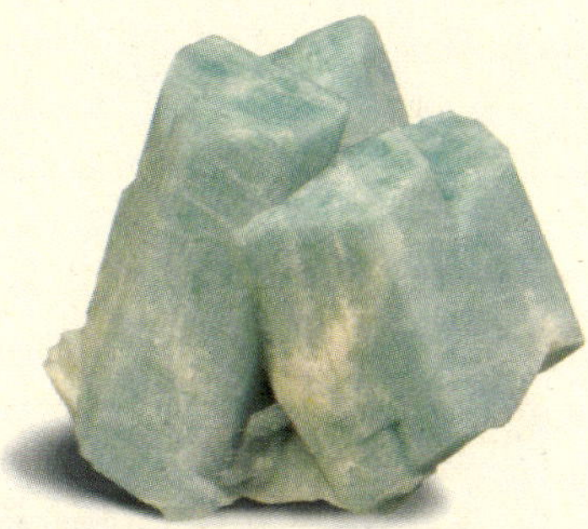

Ámbar

Aunque técnicamente no es un cristal, el ámbar se utiliza mucho en la curación con cristales. En realidad, es una resina de árbol fosilizada. El mejor ámbar procede de la región del Báltico. A menudo puede tener pequeñas impurezas, como burbujas, trozos de materia o incluso insectos fosilizados. No utilices agua o sal para limpiar este cristal.

Origen:

Alemania, Gran Bretaña, Italia, Polonia, República Dominicana, Rumanía y Rusia.

Colores:

Amarillo dorado y marrón miel intenso.

Usos principales:

Alivia el dolor, despeja la negatividad, limpia los chakras y las auras, limpia la energía del entorno, mejora la memoria, alivia el estrés, y promueve la paz y la confianza.

Chakras:

Plexo solar y garganta.

Colocación:

Usa el ámbar en joyas (collares, pulseras, pendientes) o lleva esta piedra en tu bolsillo. Puedes sostenerla en tu mano no dominante para recibir energía positiva.

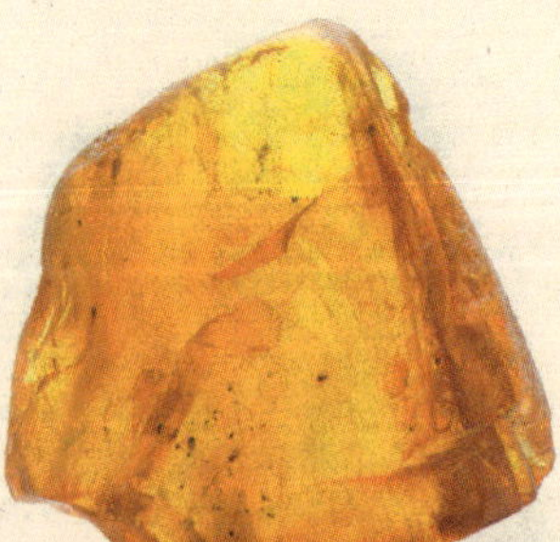

Ametrino

El ametrino es un cristal de cuarzo que se forma de la combinación natural de la amatista y el citrino, lo que da como resultado una piedra bicolor encantadora e inusual.

Origen:

Brasil, Canadá, África Oriental, Gran Bretaña, India, México, Rusia, Sri Lanka y Estados Unidos.

Colores:

Púrpura y amarillo.

Usos principales:

Combina las poderosas cualidades de la amatista y el citrino, promueve la prosperidad, aumenta la autoestima, facilita la conexión con la conciencia superior, mejora la claridad espiritual y mental, limpia el aura y libera la negatividad.

Chakras:

Tercer ojo, plexo solar y corona.

Colocación:

Coloca el ametrino en los chakras correspondientes o en contacto con ellos. Puedes sostenerlo en tu mano receptora (no dominante). Puedes llevar esta piedra como parte de alguna joya (collares y pendientes) o en tu bolsillo, ubicarla en el rincón de la prosperidad de tu casa, guardarla en tu cartera o caja fuerte, o colocarla en la zona de meditación junto a tu cama o bajo tu almohada o colchón.

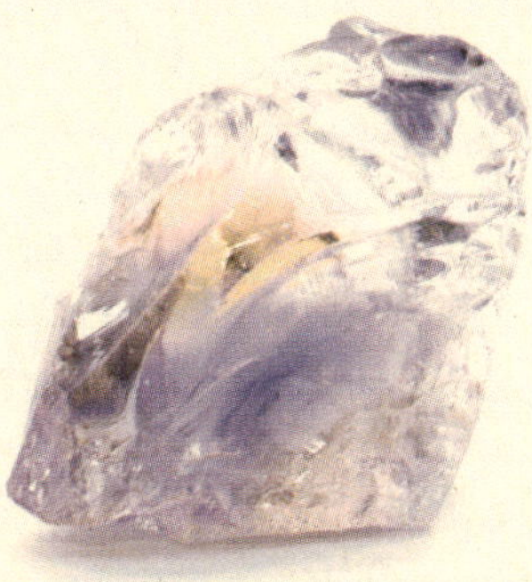

Angelita

La angelita es un tipo de celestita que se forma a lo largo de miles de años después de estar bajo mucha presión. Normalmente, encontrarás esta piedra de color azul grisáceo claro en forma de roca redondeada pulida, pero también se la puede encontrar en pedazos. La piedra tiene estrías blancas en toda su extensión, especialmente en los cortes transversales.

Origen:

Gran Bretaña, Libia, México, Perú y Polonia.

Color:

Azul grisáceo con blanco.

Usos principales:

Promueve la conciencia, ayuda a conectar con la conciencia superior, fomenta la paz, estimula el contacto con los seres superiores, permite vivir y hablar con integridad, y promueve la compasión.

Chakras:

Garganta, tercer ojo y corona.

Colocación:

Coloca la angelita en los chakras correspondientes o que toque la base de tus pies para la limpieza de los chakras. Puedes sostenerla en tu mano receptora (no dominante), ubicarla en el área de meditación, usarla en joyas (especialmente, collares o pendientes) o llevarla en tu bolsillo.

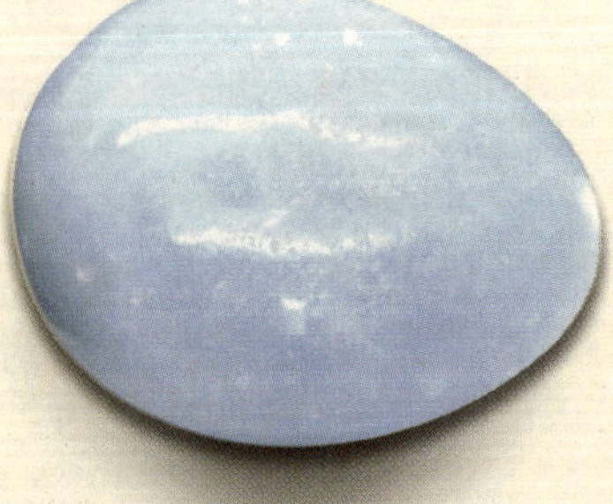

Apatita

La apatita es un mineral de fosfato. Es típicamente azul, aunque se puede encontrar en otros colores, como el amarillo, pero es bastante raro. Es una piedra frágil, por lo que puede romperse fácilmente al caer. Por esta razón, trata a la apatita con cuidado y ten precaución cuando esté en contacto con otras piedras.

Origen:

México, Noruega, Rusia y Estados Unidos.

Colores:

Azul, amarillo, blanco, gris, verde y púrpura/violeta.

Usos principales:

Mejora la autoexpresión, facilita la inspiración de ideas y la creatividad, impulsa la energía para ayudar a manifestar los propios deseos y mejora la motivación.

Chakras:

Garganta y tercer ojo.

Colocación:

Coloca la apatita en los chakras correspondientes o en contacto con ellos; también en cualquier parte del cuerpo que se necesite. Puedes sostenerla con ambas manos, llevarla en tu bolsillo, usarla en joyas (especialmente, collares y pendientes). También puedes llevarla a una sala de reuniones o a otro lugar para facilitar la comunicación, mantenerla en el escritorio para estimular el pensamiento creativo o colocarla en el área de meditación para ayudar a manifestar afirmaciones y visualizaciones.

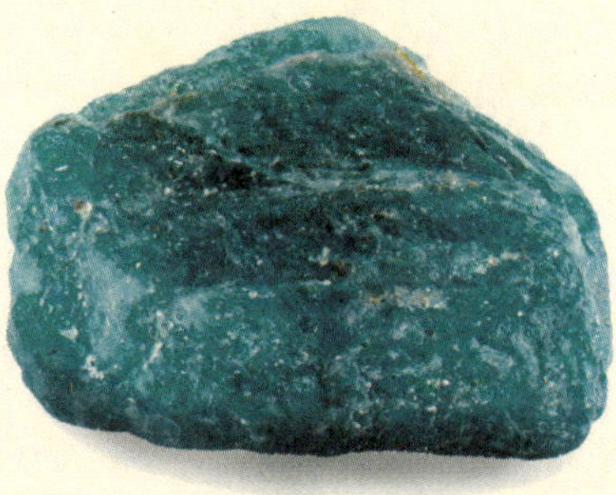

Aragonito

Esta piedra es una forma cristalina de carbonato de calcio que también se encuentra en el coral, la piedra caliza y otras formaciones rocosas. Recibe su nombre del pueblo de Molina de Aragón, en España. Es un mineral relativamente blando, por lo que hay que tener cuidado para no dañarlo. No utilices agua o sal para limpiarlo.

Origen:

Gran Bretaña, Eslovaquia y España.

Colores:

Blanco, marrón, amarillo y verde.

Usos principales:

Ayuda a la conexión a tierra, fomenta la aceptación, genera equilibrio emocional, combate el estrés, calma la ansiedad, disminuye el resentimiento y ayuda a la concentración.

Chakras:

Raíz, plexo solar y corona.

Colocación:

Coloca el aragonito en los chakras correspondientes o en contacto con ellos. Puedes sostenerlo con ambas manos mientras realizas tu conexión a tierra, ubicarlo en el área de meditación, tenerlo en el bolsillo de tu pantalón o colocarlo en el escritorio si tienes un trabajo estresante.

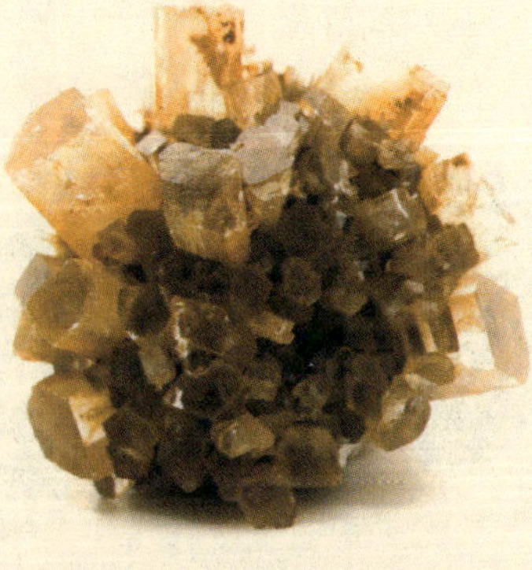

Aventurina azul

De un precioso color azul real, posiblemente teñido de gris, la aventurina azul también contiene inclusiones de cuarzo. El nombre de la aventurina proviene del término «aventurescencia», un efecto óptico que se observa en las piedras con una superficie altamente reflectante.

Origen:

Brasil, China, India, Italia, Nepal, Rusia y Tíbet.

Colores:

De azul grisáceo a azul.

Usos principales:

Aumenta la conciencia psíquica y la perspicacia, promueve la integridad personal, mejora la comunicación, calma el estrés, desarrolla la autodisciplina y apoya la capacidad de superar los malos hábitos.

Chakras:

Tercer ojo y garganta.

Colocación:

Coloca la aventurina azul en los chakras correspondientes o en contacto con ellos. Puedes sostenerla con ambas manos, llevarla en tu bolsillo o ubicarla en un área adecuada para promover la calma y mejorar las comunicaciones.

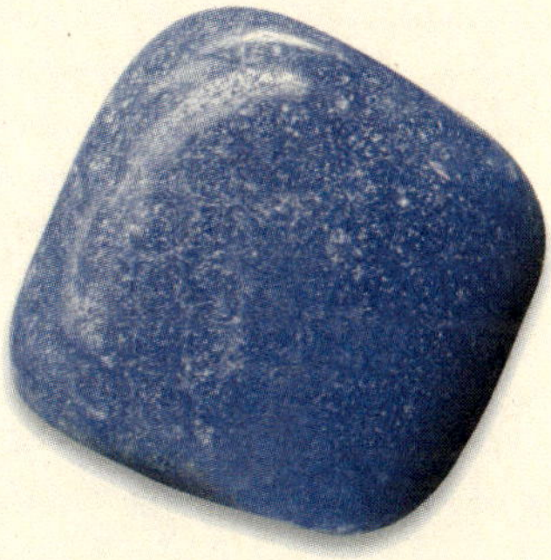

Aventurina naranja

Esta piedra naranja tiene un ligero brillo. Puede ser de color naranja pardo o naranja puro. Es ligeramente transparente y se pueden notar motas de color naranja más oscuro o más claro dentro de la piedra preciosa.

Origen:

Brasil, China, India, Italia, Nepal, Rusia y Tíbet.

Colores:

Naranja y naranja pardo.

Usos principales:

Promueve la suerte, ayuda a fomentar nuevos comienzos, infunde un espíritu aventurero, promueve la perseverancia, fortalece la determinación, y ayuda a establecer la autovoluntad y el autocontrol.

Chakras:

Sacro y raíz.

Colocación:

Coloca la aventurina naranja en los chakras correspondientes o en contacto con ellos. Puedes sostenerla con ambas manos, llevarla en el bolsillo de tu pantalón o usarla en joyas (especialmente, anillos y pulseras).

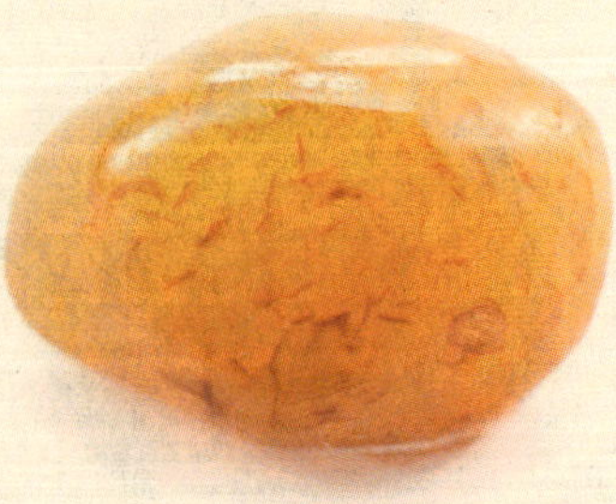

Aventurina verde

La aventurina verde pertenece a la familia de los cuarzos y tiene un color verde brillante con bandas blancas o grises. El cristal es opaco y tiene brillo y el color verde proviene de la fucsita.

Origen:

Brasil, China, India, Italia, Nepal, Rusia y Tíbet.

Colores:

De verde claro a intenso

Usos principales:

Aumenta el amor, apoya la prosperidad y la abundancia, facilita la curación y te acerca a nuevas amistades.

Chakra:

Corazón

Colocación:

Coloca la aventurina verde en tu chakra del corazón o en contacto con él. Puedes sostenerla en tu mano receptora (no dominante) para recibir amistad o en tu mano dadora (dominante) para dar amistad, usarla como parte de una joya (especialmente, collares), llevarla en tu bolsillo o ubicarla en el rincón de la prosperidad de tu casa o habitación.

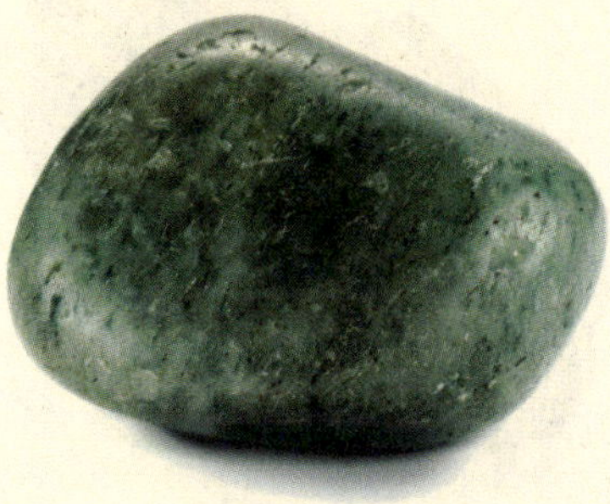

Azabache

El azabache tiene el aspecto de una roca negra opaca y oscura. Puede presentarse liso, pulido o en bruto. No tiene brillo, es oscuro y ceroso. También puede llamarse «ámbar negro», aunque no es una forma de ámbar. Se trata más bien de una madera fosilizada que, con el tiempo, se ha convertido en carbón de lignito.

Origen:

En todo el mundo.

Color:

Negro

Usos principales:

Proporciona protección, ayuda a la conexión a tierra, absorbe la energía negativa, ayuda en el duelo y purifica.

Chakra:

Raíz

Colocación:

Coloca el azabache en tu chakra raíz o en contacto con él. Puedes sostenerlo en ambas manos, llevarlo en el bolsillo de tu pantalón o ubicarlo en una habitación para disipar la energía negativa.

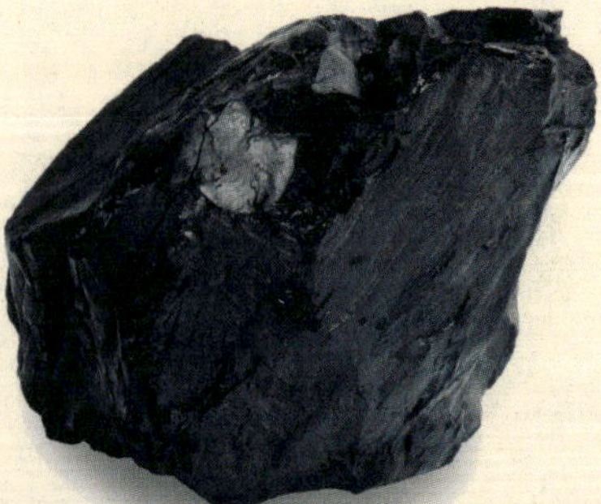

Azufre

El azufre es una hermosa y brillante piedra amarilla. Opaca e irregular, con trozos brillantes de cristal en toda la superficie. La piedra desintoxica y absorbe la negatividad. El azufre elemental, puro, que se utiliza en todo tipo de productos, desde fertilizantes hasta medicamentos y cerillas, no es tóxico. Sin embargo, el cristal físico puede ser reactivo con otros elementos. No lo dejes cerca de un calentador o una lámpara donde pueda liberar gases. Nunca utilices agua o sal para limpiar este cristal.

Origen:

En cualquier lugar cerca de los volcanes

Color:

Amarillo brillante

Usos principales:

Ayuda a las personas a superar los sentimientos de negatividad, aumenta la conexión con los sentimientos y motivaciones interiores, elimina las barreras emocionales y fomenta la autoestima.

Chakra:

Plexo solar

Colocación:

Coloca el azufre en tu chakra del plexo solar. Puedes sostenerlo con cualquiera de tus manos, dejarlo en el área de trabajo o en otra área frecuentada para aumentar la autoestima (lávate las manos después de tocarlo).

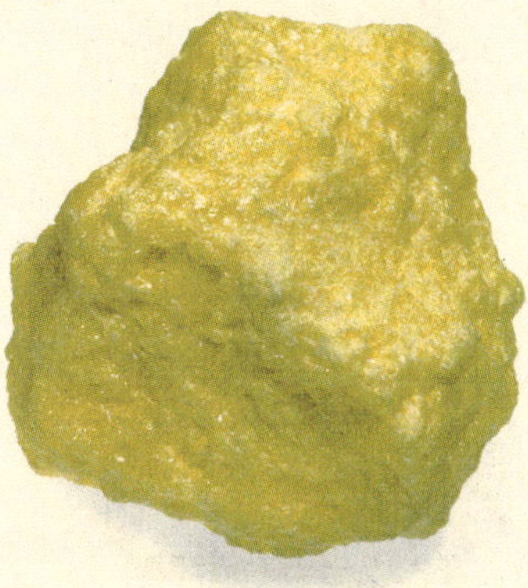

Azurita

Como su nombre indica, la azurita es un hermoso cristal de color azul intenso (azur) que contiene motas de color oro, verde o amarillo. Es un cristal relativamente blando, por lo que hay que tener cuidado al transportarlo o utilizarlo con otras piedras, para así evitar daños. A menudo se encuentra en depósitos de cobre y puede ser una piedra en bruto o un cristal pulido.

Origen:

Australia, Chile, Egipto, Francia, Perú, Rusia y Estados Unidos.

Color:

Azul intenso

Usos principales:

Abre el tercer ojo, apoya la comunicación con el yo superior, fortalece la intuición, apoya la iluminación, ayuda al desarrollo psíquico, ayuda a resolver emociones negativas profundas como el dolor o el estrés, mejora la comunicación y fomenta la integridad personal.

Chakras:

Tercer ojo y garganta.

Colocación:

Coloca la azurita en los chakras correspondientes o en contacto con ellos. Puedes sostenerla en tu mano receptora (no dominante), ubicarla en el área de meditación, usarla en joyas (particularmente, collares o pendientes), o llevarla a funerales u otros eventos emocionales.

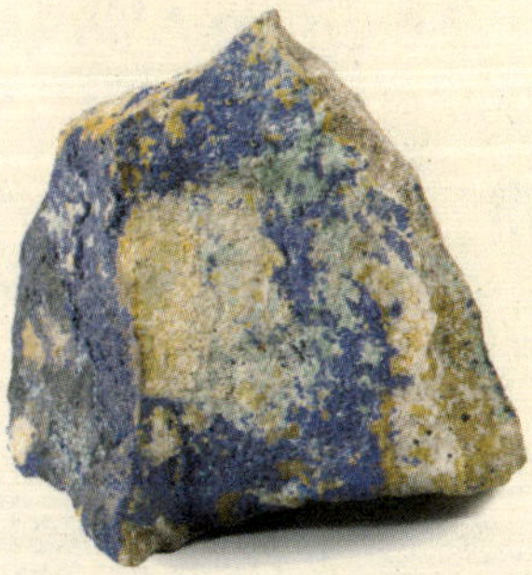

Calcedonia azul

El azul es uno de los colores de la calcedonia, un cristal de sílice formado por morganita y cuarzo. Tiene un color azul suave, casi etéreo y una superficie brillante. Es un cristal relativamente duro y de él se hacen hermosas joyas.

Origen:

Austria, Brasil, República Checa, Gran Bretaña, Islandia, México, Marruecos, Rusia, Turquía y Estados Unidos.

Colores:

De azul claro a medio.

Usos principales:

Promueve los buenos sueños, crea equilibrio en todos los aspectos del ser, reduce las emociones negativas, aumenta la intuición y mejora la comunicación.

Chakras:

Tercer ojo y garganta.

Colocación:

Coloca la calcedonia azul en los chakras correspondientes o en contacto con ellos. Puedes sostenerla en tu mano receptora (no dominante), usarla en joyas (particularmente, gargantillas o pendientes), ubicarla en una habitación donde se necesite calma o facilitar la comunicación, llevarla contigo en tu bolsillo, colocarla bajo tu almohada o colchón, o ubicarla en tu mesita de noche o en el área de meditación.

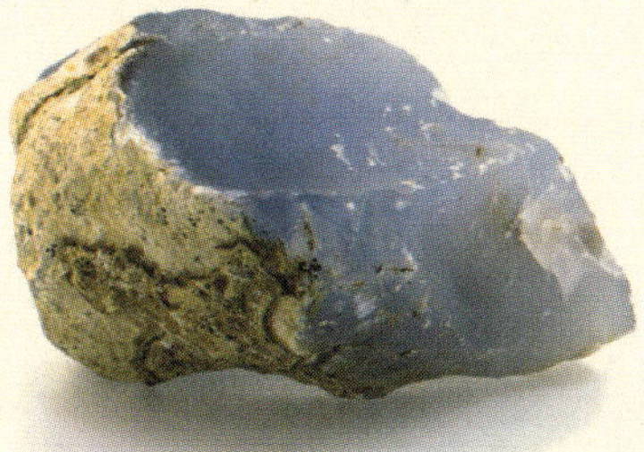

Calcita amarilla

Este cristal es, por lo general, de un bonito color amarillo limón, lo que hace que algunas personas se refieran a él como calcita limón. También puede ser del color de la miel. Las piedras pulidas son claras.

Origen:

Bélgica, Brasil, República Checa, Gran Bretaña, Islandia, Perú, Rusia y Estados Unidos.

Colores:

Amarillo

Usos principales:

Aumenta la autoestima y la confianza en uno mismo, promueve la alegría, aumenta el optimismo y fomenta la empatía.

Chakra:

Plexo solar

Colocación:

Coloca la calcita amarilla en tu chakra del plexo solar o en contacto con él. Puedes sostenerla en tu mano receptora (no dominante), usarla en cualquier tipo de joya o llevarla en tu bolsillo.

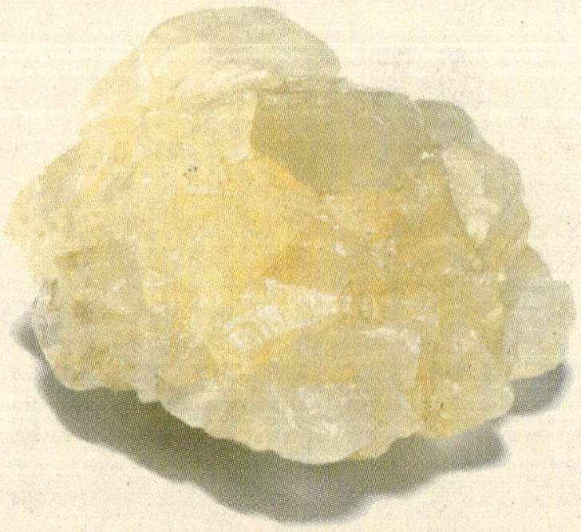

Calcita azul

El azul es uno de los muchos colores de la calcita, una piedra formada por carbonato de calcio. La superficie de la calcita tiene un aspecto casi calcáreo, y el color azul tiende a ser un azul grisáceo. Todos los colores de la calcita son relativamente blandos, por lo que hay que tener cuidado al usarla cerca de otras piedras o al llevarla en el bolsillo. No utilices agua o sal para limpiar este cristal.

Origen:

Bélgica, Brasil, República Checa, Gran Bretaña, Estados Unidos, Islandia, Perú y Rusia.

Color:

Azul

Usos principales:

Calma y suaviza, promueve la relajación, aumenta la intuición, mejora la concentración y la memoria, así como la comunicación.

Chakras:

Tercer ojo y garganta

Colocación:

Coloca la calcita azul en los chakras correspondientes o en contacto con ellos. Puedes sostenerla con ambas manos, llevarla en el bolsillo de tu camisa, mantenerla en un área que promueva la calma y la relajación, ubicarla en una sala de conferencias para apoyar la comunicación, colocarla cerca de la mesa del comedor familiar para mejorar las relaciones o tenerla en el dormitorio para relajarte.

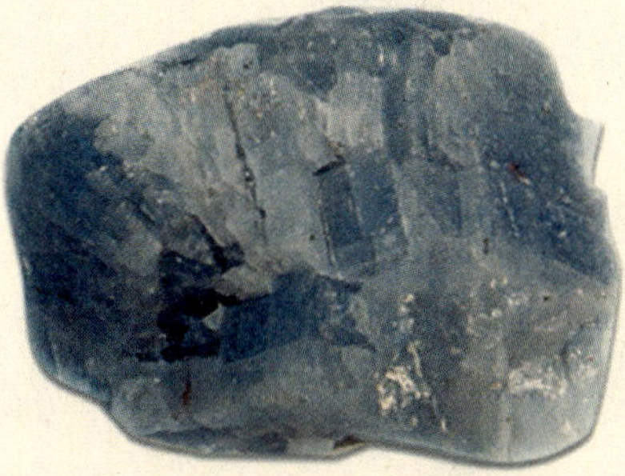

Calcita blanca

La calcita blanca en su forma bruta puede tener el aspecto de un cristal convencional, como rodajas u hojas de piedra blanca o incluso burbujas blancas. Parece estar iluminada por un resplandor interior.

Origen:

Bélgica, Brasil, República Checa, Gran Bretaña, Islandia, Perú, Rusia y Estados Unidos.

Color:

Blanco

Usos principales:

Facilita la comunicación con los reinos superiores en conexión con el chakra de la corona, limpia los campos energéticos y amplifica la energía.

Chakra:

Corona

Colocación:

Coloca la calcita blanca en el chakra correspondiente o tocando cualquiera o todos los chakras para la limpieza. Puedes llevarla en tu bolsillo, sostenerla con cualquier mano, mantenerla en el espacio de meditación, o colocarla bajo tu almohada para facilitar la conexión entre tus sueños y lo superior.

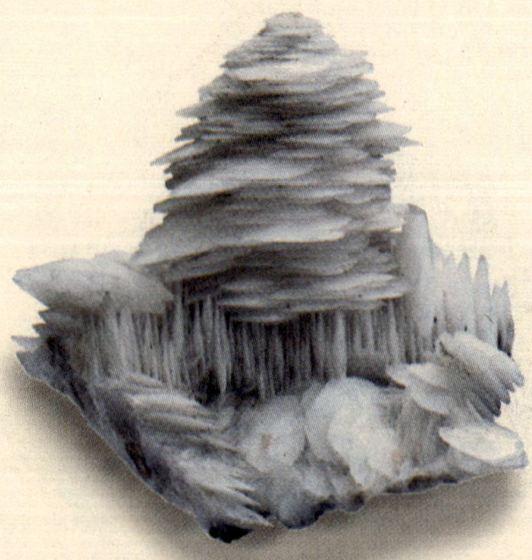

Calcita naranja

La calcita naranja en bruto tiene una superficie calcárea/cerosa con un ligero brillo. Es de color naranja claro con estrías blancas. Una vez pulida pierde su aspecto ceroso y tiene un gran brillo.

Origen:

Bélgica, Brasil, República Checa, Gran Bretaña, Islandia, Perú, Rusia y Estados Unidos

Colores:

Naranja

Usos principales:

Facilita la integración de lo espiritual y lo físico, aumenta la autoestima y la energía positiva, potencia la creatividad, promueve una sexualidad sana y mejora todo tipo de energía

Chakra

Sacro y plexo solar.

Colocación:

Coloca la calcita naranja en los chakras correspondientes o en contacto con ellos. Puedes mantenerla en áreas de creatividad, sostenerla en tu mano receptora (no dominante) o llevarla en el bolsillo de tu pantalón.

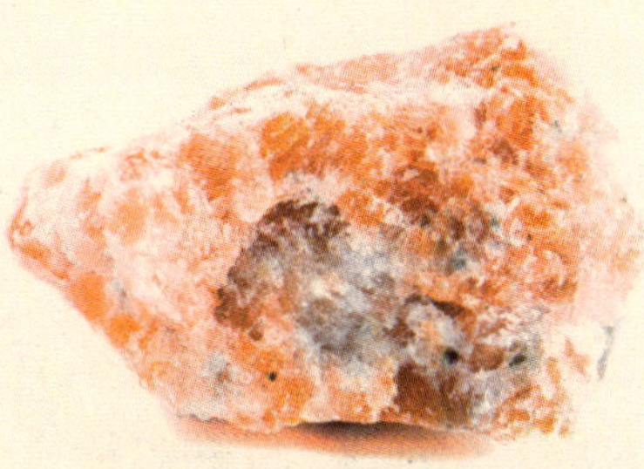

Calcita rosa (calcita manganosa)

De color rosa melocotón a rosa claro, la calcita mangano es también conocida como calcita rosa. La piedra es opaca con un acabado ceroso en su estado bruto y un acabado liso y brillante en las piedras talladas. Presenta estrías y bandas blancas en toda su extensión.

Origen:

Bélgica, Brasil, República Checa, Gran Bretaña, Islandia, Perú, Rusia y Estados Unidos.

Colores:

De rosa melocotón a rosa claro.

Usos principales:

Amplifica la energía del reiki y otras energías curativas, ayuda al contacto con entidades superiores, promueve el amor a todo, aumenta la conciencia de ser uno con todo y abre el corazón.

Chakra:

Corazón

Colocación:

Coloca la calcita rosa en tu chakra del corazón o en contacto con él. Sostenla en una u otra mano dependiendo del uso (en la mano que da, o dominante, para la energía reiki o para compartir el amor; en la mano que recibe, o no dominante, para el amor universal). Puedes llevarla en el bolsillo de tu camisa o alrededor de tu cuello como colgante, o mantenerla en el área de meditación y en cualquier espacio de sanación (por ejemplo, en una habitación para enfermos).

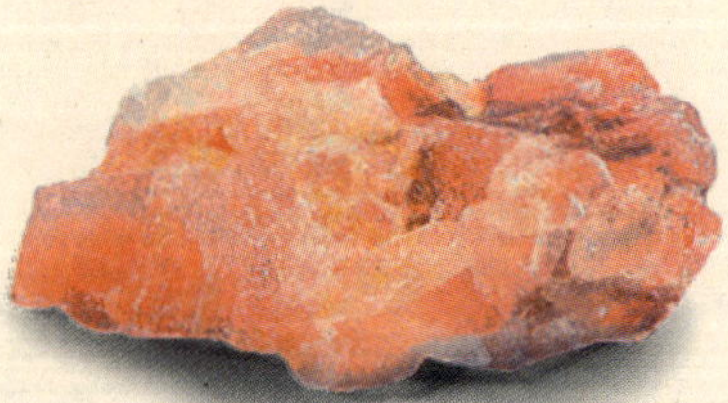

Calcita verde

La calcita verde en bruto tiene una superficie cerosa con un ligero brillo. Se presenta en varios tonos de verde, de medio a oscuro, con estrías blancas. Cuando se la somete a un proceso de pulido pierde su aspecto ceroso y adquiere un gran brillo.

Origen:

Bélgica, Brasil, República Checa, Gran Bretaña, Islandia, Perú, Rusia y Estados Unidos.

Color:

Verde

Usos principales:

Ayuda en la conexión a tierra, promueve la prosperidad y la abundancia, permite la manifestación, mejora la intuición, promueve las habilidades psíquicas y ayuda a mejorar las habilidades de jardinería.

Chakra:

Corazón

Colocación:

Coloca la calcita verde en tu chakra del corazón o en contacto con él. Puedes ubicarla en el jardín o en una caseta de jardín, ponerla en el rincón de la prosperidad del hogar, mantenerla en el área de meditación o llevarla en tu bolsillo.

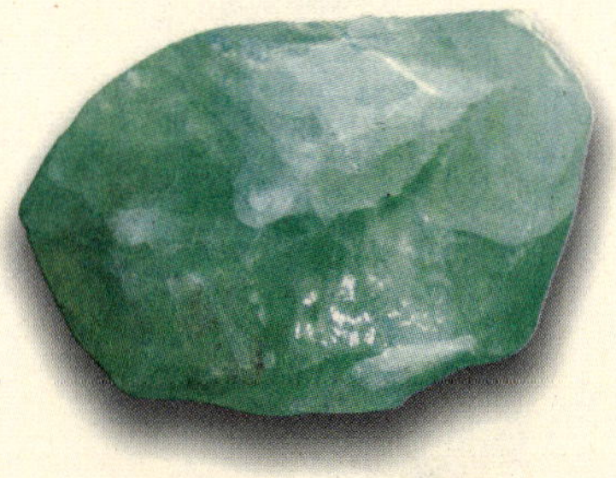

Celestita

La celestita, de color azul translúcido con múltiples facetas, es un cristal increíblemente bello. El color puede variar desde el más claro hasta el más profundo de los azules, con matices de color gris, verde o violeta en su interior. Algunas celestitas son también amarillas o blancas, pero el azul es el más común. Es una piedra de alta vibración.

Origen:

Egipto, Gran Bretaña, Madagascar, México y Perú.

Colores:

Azul, blanco y amarillo.

Usos principales:

Facilita la comunicación con los seres superiores, proporciona visión e intuición, apoya la comunicación con lo Divino, ayuda al desarrollo espiritual y a alcanzar la iluminación, promueve la creatividad y la paz interior, y eleva el espíritu.

Chakras:

Tercer ojo y corona.

Colocación:

Coloca la celestita en los chakras correspondientes o en contacto con ellos. Puedes llevarla como collar o pendientes, sostenerla con las manos durante la meditación, mantenerla en el área donde meditas, o ubicarla en tu escritorio o en algún área creativa.

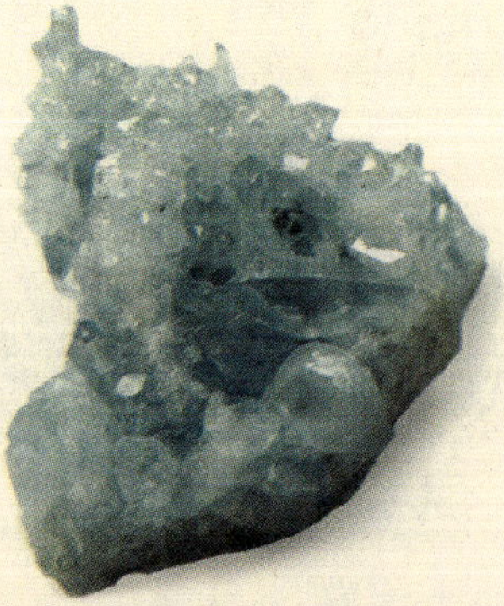

Cianita azul

La cianita azul es un mineral de silicato y es uno de los varios colores que existe de cianita. Su tonalidad oscila entre un azul gris suave y un azul más intenso con bandas blancas o grises que lo atraviesan. En su forma bruta, la cianita tiene el aspecto de una larga losa con aspas. Cuando se la pule, es lisa y tiene un brillo suave. La piedra puede ser transparente u opaca. También puedes encontrar láminas de cianita incrustadas en piezas más grandes de piedra. No utilices agua o sal para limpiar este cristal.

Origen:

Brasil

Color:

Azul intenso

Usos principales:

Inspira la equidad, promueve la lealtad, mejora la comunicación, fomenta el decir la verdad, mejora la autoexpresión, combate los comportamientos autodestructivos y ayuda a la memoria.

Chakras:

Tercer ojo y garganta.

Colocación:

Coloca esta piedra en los chakras correspondientes o en contacto con ellos. Puedes usarla en joyas (especialmente, collares o pendientes) para mejorar la comunicación y la autoexpresión, llevarla en el bolsillo de tu camisa, mantenerla en cualquier lugar donde se necesite afinar la comunicación (como un aula o una sala de reuniones), o pegarla en la parte inferior de tu silla de trabajo o de estudio para ayudar a la concentración y la memoria.

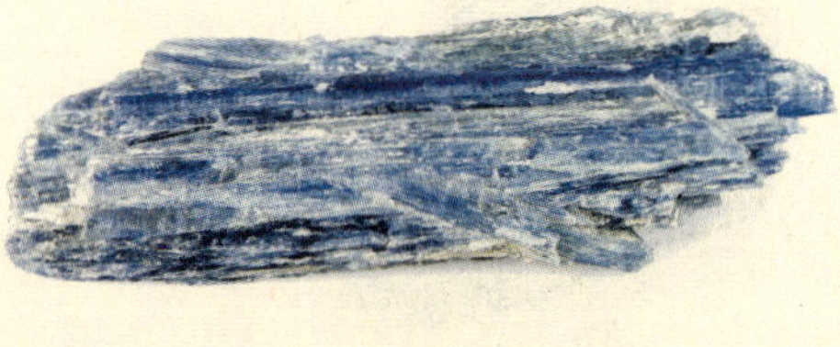

Cianita verde

La cianita verde es un mineral de silicato con un color blanco o gris que lo atraviesa. En su forma bruta, la cianita aparece como una larga losa con aspas. Cuando se la pule, es lisa, con un brillo suave y bandas arremolinadas de color blanco o gris. La piedra puede ser transparente u opaca. También se puede encontrar láminas de cianita verde incrustadas en piezas más grandes de piedra. No utilices agua o sal para limpiar este cristal.

Origen:

Brasil

Color:

Verde

Usos principales:

Libera la energía negativa, equilibra el chakra del corazón, alinea todos los chakras, facilita la comprensión de mensajes que te envían los seres superiores y permite discernir las motivaciones de otras personas.

Chakras:

Corazón y tercer ojo.

Colocación:

Coloca esta piedra en los chakras correspondientes o en contacto con ellos. Puedes usarla en joyas (especialmente, collares o pendientes), llevarla en un bolsillo cerca del corazón, o colocarla en cualquier espacio que necesites organizar o limpiar.

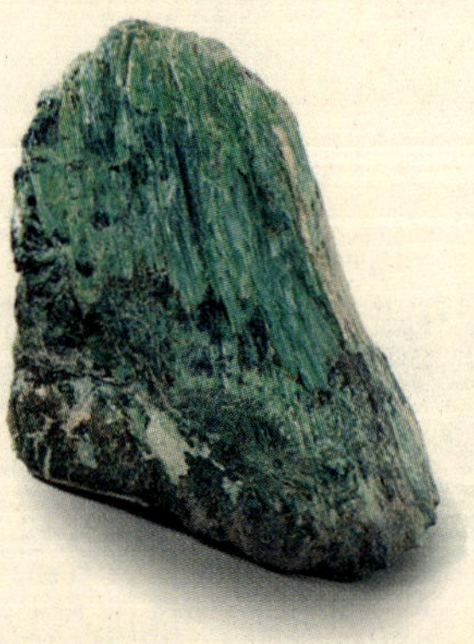

Cinabrio

Este mineral de color rojo brillante puede tener un aspecto opaco o lustroso. Está hecho de sulfuro de mercurio y también puede llamarse bermellón. Puede tener inclusiones minerales de color dorado y brillo no metálico. Se le conoce como la «piedra del mercader».

Origen:

China y Estados Unidos.

Colores:

Rojo ladrillo, a veces con gris o dorado.

Usos principales:

Apoya la manifestación, promueve el éxito en los negocios, atrae la abundancia, aumenta el poder de persuasión y el poder personal, y promueve la transformación personal.

Chakras:

Raíz y sacro.

Colocación:

Coloca el cinabrio en los chakras correspondientes o en contacto con ellos. Puedes sostenerlo en tu mano receptora (no dominante), guardarlo en un cajón o caja fuerte, colocarlo en tu mesa de trabajo, tenerlo en tu cartera, o llevarlo en el bolsillo de tu pantalón o cuando visites las conocidas ferias.

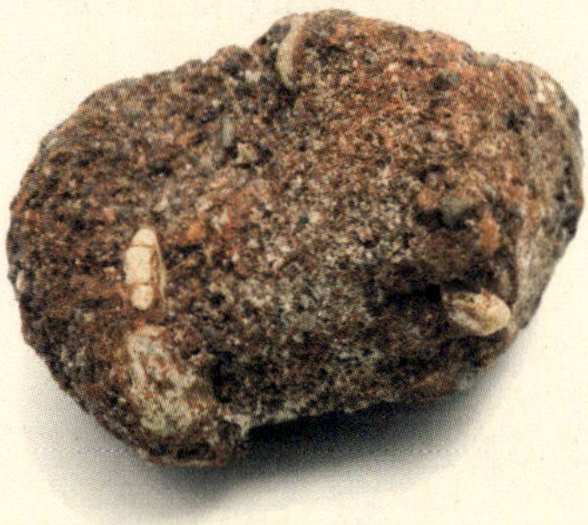

Citrino

Este cristal amarillo puede venir en racimos y geodas, o en puntas individuales o piedras pulidas. El citrino natural es amarillo y translúcido. Algunas personas también crean una piedra parecida al citrino tratando térmicamente la amatista hasta que la vuelven amarilla. Sin embargo, la amatista o la vitrina tratada térmicamente tiende a tener un color amarillo más vivo. Si bien la amatista o la vitrina pueden compartir las mismas propiedades metafísicas que el citrino natural, estos efectos pueden ser ligeramente menores o no tan consistentes, este es el motivo por el que la mayoría de personas prefiere trabajar con la piedra natural y así aprovechar su energía.

Origen:

Brasil, Francia, Gran Bretaña, Madagascar, Perú, Rusia y Estados Unidos.

Color:

Amarillo

Usos principales:

Fomenta la autoestima y la generosidad, promueve la prosperidad y la abundancia, aumenta la creatividad, transforma la energía negativa en positiva y protege contra actitudes autodestructivas.

Chakra:

Plexo solar

Ubicación:

Coloca esta piedra en tu chakra del plexo solar o en contacto con él. Puedes sostenerla en tu mano receptora (no dominante), usarla en joyas (especialmente, pulseras o anillos), llevarla en tu bolsillo, guardarla en tu cartera o caja fuerte, o colocarla en el rincón de la prosperidad de tu casa, en el escritorio o en las zonas que requieran pensamiento creativo.

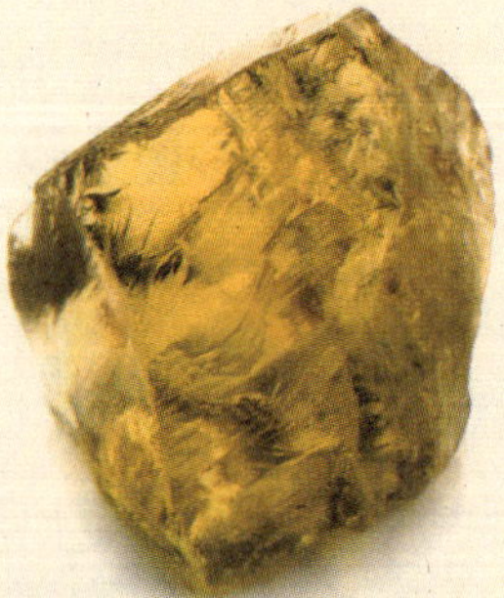

Cornalina

El color de esta piedra varía entre el naranja y el rojo anaranjado; puede tener inclusiones o bandas de color marrón, amarillo o blanco. Una de sus variantes es la cornalina en forma de telaraña, la cual tiene múltiples bandas blancas a manera de hilo que la atraviesan. La cornalina es una piedra translúcida y de colores vivos.

Origen:

República Checa, Gran Bretaña, Islandia, India, Perú y Rumanía.

Colores:

Naranja, naranja pardo y rojo anaranjado.

Usos principales:

Promueve la seguridad, la protección y el coraje, amplifica o proporciona energía, impulsa la fuerza de voluntad y la determinación, ayuda a superar el abuso y aumenta la vitalidad.

Chakras:

Raíz y sacro.

Colocación:

Coloca la cornalina en los chakras correspondientes o en contacto con ellos. Puedes llevarla en el bolsillo de tu pantalón, alrededor de tu cintura (canguro), colocarla al lado de tu cama a fin de fomentar la energía sexual, o guardarla en el refrigerador o en los armarios de alimentos para así ganar fuerza de voluntad si estás intentando controlar alguna ansiedad relacionada con los alimentos.

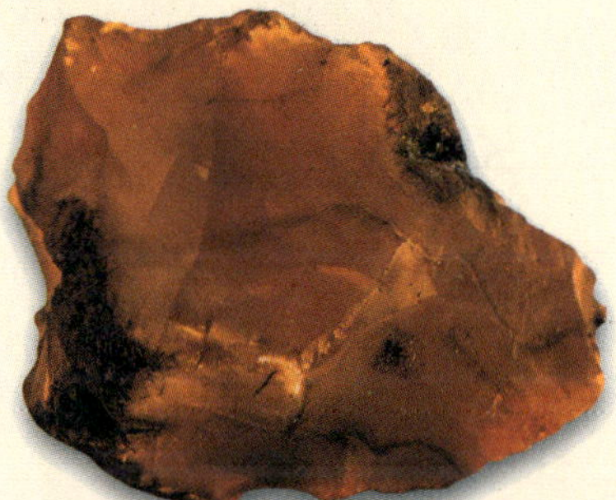

Crisoberilo

La alejandrita (ver página 207) es una forma de crisoberilo. Las formas más comunes de crisoberilo son piedras irregulares translúcidas en tonos amarillos y verdes. Es una piedra muy dura, por lo que aguanta bien cuando se la usa junto con otras piedras o se la lleva en el bolsillo.

Origen:

Brasil, Rusia, Sri Lanka, Tanzania y Estados Unidos.

Colores:

Verde y verde amarillento.

Usos principales:

Promueve el impulso personal, facilita fijar los objetivos, establece la identidad propia y promueve la autoestima.

Chakra:

Plexo solar

Colocación:

Coloca el crisoberilo en tu chakra del plexo solar o en contacto con él. Puedes sostenerlo con ambas manos, usarlo en pulseras o anillos, o llevarlo en tu bolsillo.

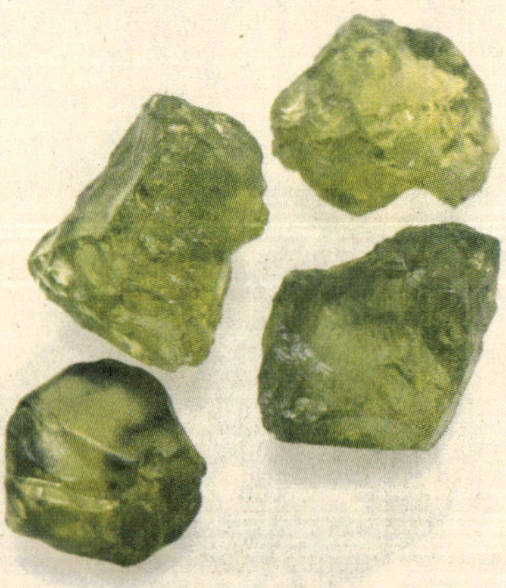

Crisoprasa

La crisoprasa, una variedad de la calcedonia, se presenta en diversos tonos de verde. La piedra es opaca y puede tener bandas blancas, marrones o negras. La crisoprasa también puede llamarse prase.

Origen:

Australia, Brasil, Polonia, Rusia, Tanzania y Estados Unidos.

Colores:

De verde manzana a verde intenso.

Usos principales:

Abre el corazón, facilita el amor y la compasión, atrae la prosperidad, imparte esperanza y combate la desesperación.

Chakra:

Corazón

Colocación:

Coloca la crisoprasa en tu chakra del corazón o en contacto con él. Puedes sostenerla con ambas manos, llevarla en tu bolsillo, guardarla en una caja o cartera, o colocarla en el rincón de la prosperidad de tu casa o en cualquier habitación.

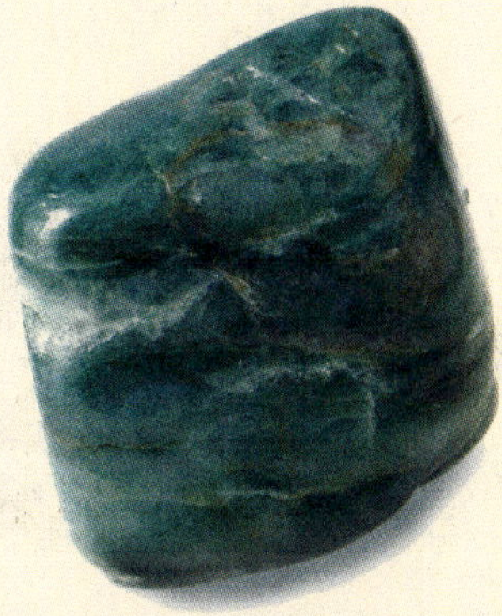

Cuarzo ahumado

Miembro de la familia del cuarzo, el cuarzo ahumado tiene un hermoso color entre marrón y gris humo. Se encuentra de forma natural en la Tierra, pero también se puede crear uno de manera artificial en un laboratorio, por lo que es importante comprobar el origen del espécimen. Es una piedra clara cuando se la pule, y clara tirando a un opaco ligero cuando está en su forma bruta.

Origen:

En todo el mundo.

Colores:

De gris a gris pardo.

Usos principales:

Absorbe la energía negativa y aumenta la energía positiva, promueve la conexión a tierra, aumenta la energía vibratoria, desintoxica y ayuda a dejar atrás las heridas del pasado.

Chakras:

Raíz y corona.

Colocación:

Coloca esta piedra en los chakras correspondientes o en contacto con ellos. Puedes sostenerla con cualquier mano, llevarla en tu bolsillo, usarla en joyas, ubicarla en el espacio de meditación, o esparcirla alrededor de cualquier área (como el perímetro de la casa) para bloquear la energía negativa y aumentar la energía positiva.

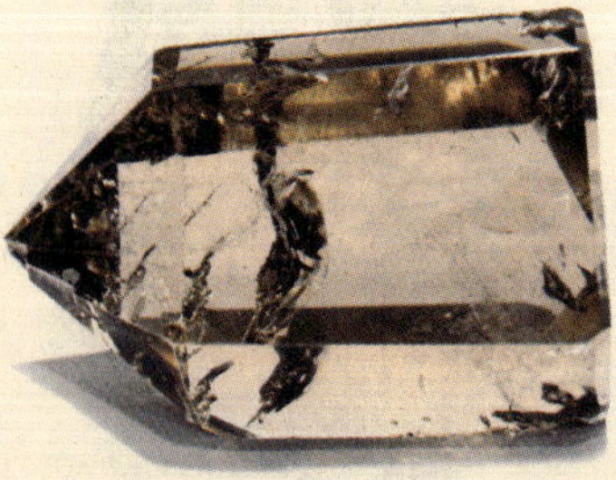

Cuarzo claro

Esta piedra clara es transparente y translúcida. Se presenta en racimos, geodas, puntas, puntas de doble terminación (conocidas como diamantes Herkimer) y piedras pulidas o en bruto. Es una piedra de alta vibración y se la conoce como el «maestro sanador» porque trabaja con todas las condiciones.

Origen:

En todo el mundo

Colores:

Tono claro o blanco lechoso

Usos principales:

Amplifica las energías, limpia los espacios, funciona como un maestro sanador para ayudar con cualquier tipo de curación, aumenta la energía, limpia y carga los cristales, y proporciona protección.

Chakras:

Todos los chakras, pero especialmente el de la corona.

Colocación:

Coloca esta piedra en cualquier chakra o en cualquier parte del cuerpo que necesite curación. Puedes usarla en rejillas junto con otras piedras para amplificar su poder, llevarla en tu bolsillo, ubicarla en una habitación o lugar donde se necesite protección o limpieza, o usarla en joyas.

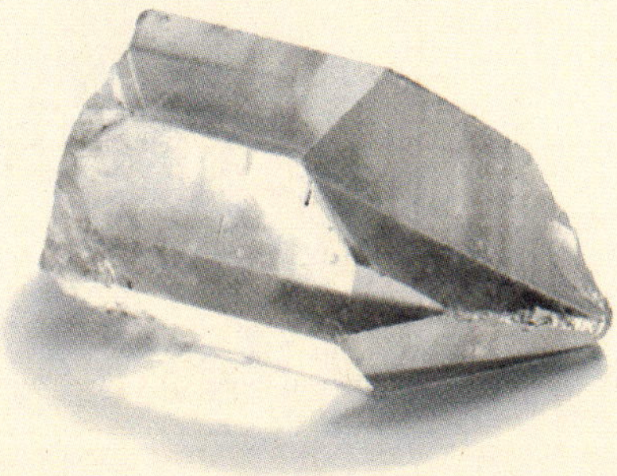

Cuarzo rosa

Este cuarzo es parcialmente transparente con un color rosa lechoso. Se puede encontrar en puntas o en piedras pulidas, y a menudo se talla en formas interesantes para la joyería. El cuarzo rosa es conocido como la «piedra del amor» y, generalmente, es utilizado para todo tipo de cuestiones relacionadas con el amor.

Origen:

Brasil, India, Japón, Madagascar, Sudáfrica y Estados Unidos.

Color:

Rosa

Usos principales:

Promueve y fortalece todos los tipos de amor, entre ellos el amor incondicional, genera calma y tranquilidad, promueve la alegría y la curación emocional, fomenta la fe, fortalece la esperanza y ayuda a superar la desesperación.

Chakras:

Raíz y corazón

Colocación:

Coloca esta piedra en los chakras correspondientes o en contacto con ellos. Puedes sostenerla con ambas manos, usarla en joyas, llevarla en tu bolsillo o ubicarla por toda tu casa a fin de promover un ambiente familiar amoroso.

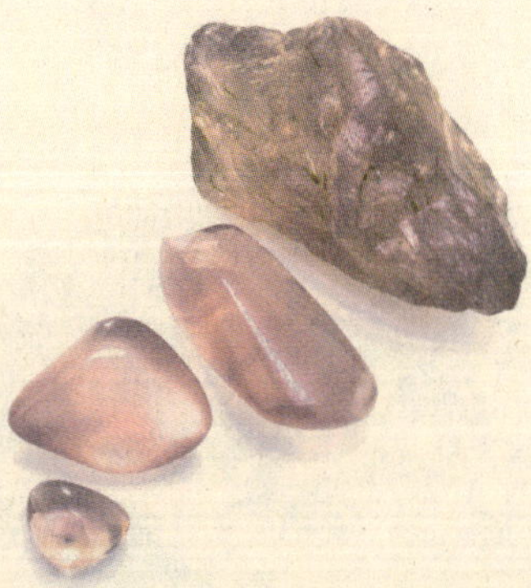

Cuarzo rutilado

El cuarzo rutilado (o rutilo) es de color claro a ahumado o dorado, con largas hebras marrones, rojizas o negras que lo atraviesan. «Rutilado» significa que la piedra contiene finas agujas de dióxido de titanio. Se puede encontrar este tipo de cuarzo en cualquier forma en la que normalmente se presenta el cuarzo, como racimos, puntas y piedras pulidas.

Origen:

En todo el mundo

Colores:

De claro a dorado, con filamentos negros, rojizos o marrones.

Usos principales:

Proporciona energía (espiritual, emocional y física), mejora el enfoque y la concentración, ayuda a clarificar el camino de la vida, aumenta la conexión con el ser superior, destierra la energía negativa, facilita la liberación emocional y amplifica la energía.

Chakras:

Plexo solar y corona.

Colocación:

Coloca esta piedra en los chakras correspondientes o en contacto con ellos. Puedes sostenerla con cualquier mano, guardarla en tu cajón de escritorio para mejorar el enfoque o la concentración, llevarla en tu bolsillo o ubicarla en el área de meditación.

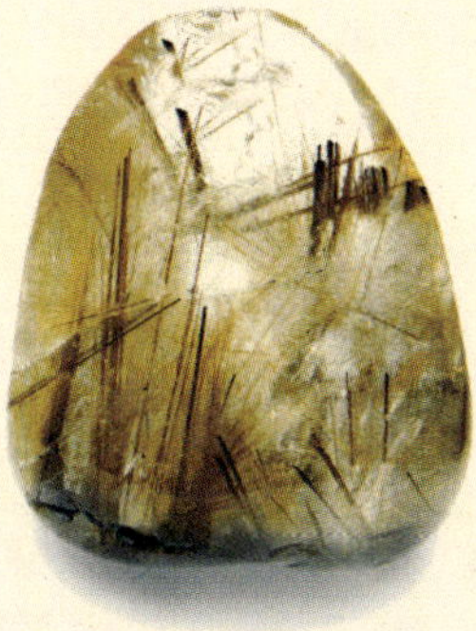

Danburita

Esta piedra clara viene en muchos colores, con bandas blancas o grises. Es un cristal de alta vibración. Es relativamente dura, y puede venir pulida, en racimos o en puntas. Todas las danburitas tienen básicamente las mismas cualidades energéticas, aunque se pueden utilizar diferentes colores con los chakras específicos a los que corresponden: amarillo (plexo solar), blanco (corona), rosa (corona) y morado claro (tercer ojo).

Origen:

Japón, México, Rusia, Suiza y Estados Unidos.

Colores:

Amarillo, blanco, rosa y púrpura claro.

Usos principales:

Promueve el amor incondicional, apoya la intuición, mejora la comunicación superior o con la Divinidad, y ayuda a la purificación del aura y la iluminación.

Chakras:

Corazón, garganta, tercer ojo y corona.

Colocación:

Coloca esta piedra sobre los chakras correspondientes o en contacto con ellos. Puedes usarla en joyas (alrededor del cuello o en pendientes) o ubicarla en el área de meditación.

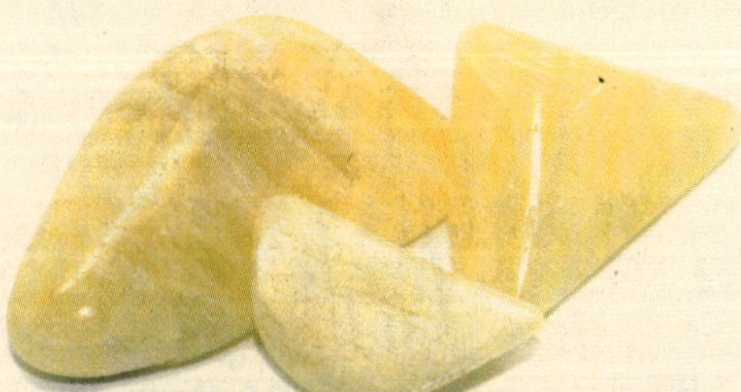

Diamante

Los diamantes en bruto tienen un aspecto muy diferente al de sus homólogos de joyería porque no han sido cortados ni pulidos. Son translúcidos y pueden encontrarse en muchos colores, como el blanco, el negro, el gris o el amarillo. Suelen ser muy pequeños y caros. Todos los diamantes, independientemente de su color, se utilizan esencialmente de la misma manera. Los diamantes de color que se venden como joyas están tratados o mejorados de alguna manera.

Origen:

Angola, Australia, Botsuana, Brasil, India, Rusia, Sudáfrica y Estados Unidos.

Colores:

Gris, negro, blanco, amarillo, marrón, rosa y azul.

Usos principales:

Proporciona purificación y limpieza, apoya la abundancia, amplifica la energía, ayuda a la conexión con el ser superior y sana el aura.

Chakra:

Corona

Ubicación:

Coloca el diamante directamente en tu chakra de la corona. Puedes usarlo en collares o pendientes, tenerlo en tu bolsillo, colocarlo en cualquier lugar que necesite purificación o limpieza, guardarlo en una caja o cartera, o mantenerlo en el área de meditación.

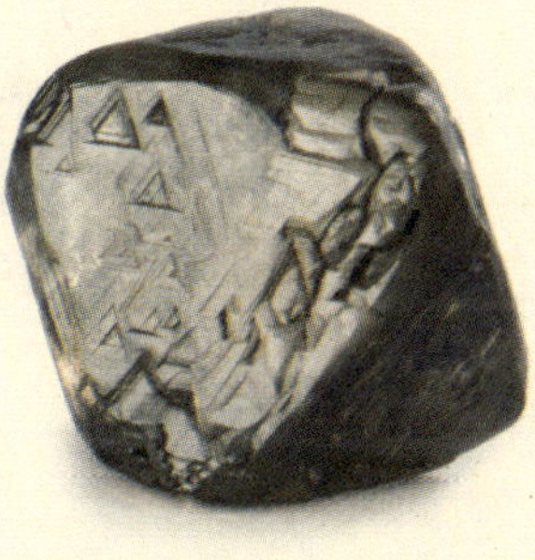

Diamante Herkimer

Un diamante Herkimer es una punta de cuarzo transparente de doble terminación (puntas en ambos extremos). El cristal es claro, aunque puede tener algunas inclusiones. Es una piedra de muy alta vibración.

Origen:

México, España, Tanzania y Estados Unidos.

Color:

Claro

Usos principales:

Amplifica la energía (tanto la propia como la de otros cristales), desintoxica, limpia el aura y los chakras, facilita la conexión con lo Divino, ayuda a alcanzar la iluminación y a trasladar el espíritu a un plano superior y potencia las habilidades psíquicas.

Chakra:

Corona

Colocación:

Coloca esta piedra en tu chakra de la corona o en contacto con él, pero también puedes ponerla en todos los demás chakras junto con otras piedras que correspondan a los demás chakras. Puedes sostenerla en tu mano receptora (no dominante), usarla en joyas (especialmente, collares o pendientes) o ubicarla en el área de meditación.

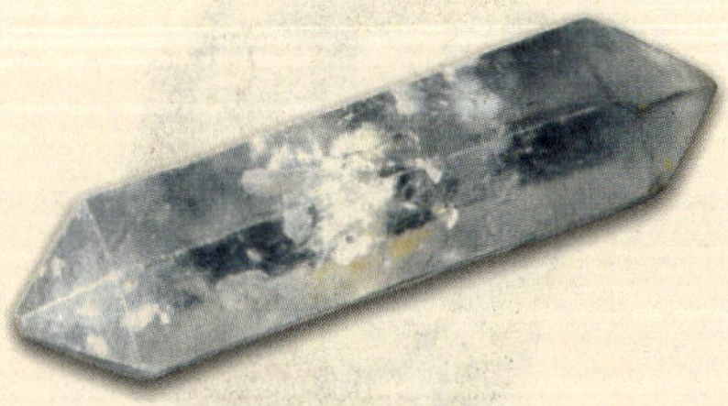

Dioptasa

La dioptasa, una hermosa piedra de color verde intenso, suele aparecer en pequeños grupos o en pequeñas puntas individuales. Esta piedra es bastante rara, por lo que es muy cara.

Origen:

Chile, Congo, Irán, Norte de África, Perú y Rusia.

Colores:

De verde esmeralda a verde azulado intenso.

Usos principales:

Apoya el amor, sana el corazón, mejora la concentración, y promueve la prosperidad y la abundancia.

Chakra:

Corazón

Colocación:

Coloca la dioptasa en tu chakra del corazón o en contacto con él. Puedes sostenerla en tu mano receptora (no dominante), guardarla en tu cartera o caja, colocarla en tu habitación para facilitar las relaciones y el amor, llevarla en tu bolsillo, o usarla en joyas para estimular la concentración en el ahora.

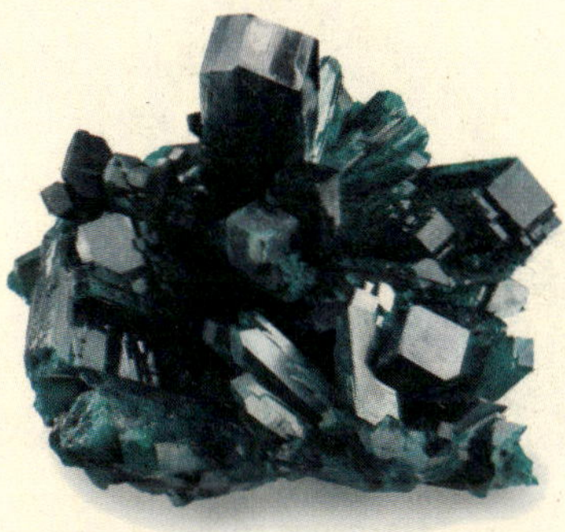

Epidota

La epidota está formada por cristales lustrosos, a menudo alargados. Los colores van del verde amarillento al verde muy oscuro. Cuando se la trabaja y pule, la piedra es excepcionalmente clara.

Origen:

Alemania, Austria, Canadá, Egipto, Francia, Groenlandia, Japón, Noruega, Rusia, Suecia y Estados Unidos.

Colores:

Amarillo verdoso y verde.

Usos principales:

Promueve la abundancia y la prosperidad, mejora las relaciones, promueve la sintonía con el espíritu, ayuda a dejar ir y sirve como catalizador para el cambio.

Chakra:

Corazón

Colocación:

Coloca esta piedra en tu chakra del corazón o en contacto con él. Puedes ubicarla en el rincón de la prosperidad de tu casa o habitación, así como en la zona de la meditación.

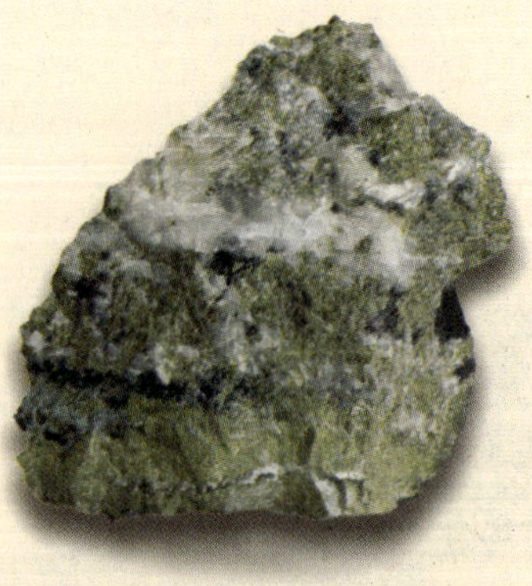

Esmeralda

La esmeralda, una piedra preciosa de color verde brillante, es transparente y translúcida. En su forma bruta, el cristal es turbio, pero una vez cortado es brillantemente claro y hermoso.

Origen:

Austria, Brasil, Egipto, India, Tanzania y Zimbabue.

Color:

Verde

Usos principales:

Apoya el éxito en el amor, promueve la fidelidad, crea unidad en las asociaciones y relaciones, aumenta la positividad mientras libera la negatividad e imparte sabiduría.

Chakra:

Corazón

Colocación:

Coloca esta piedra en tu chakra del corazón o en contacto con él. Puedes llevarla en cualquier tipo de joyería (en particular, collares, pulseras o anillos), en un anillo de compromiso para fortalecer la pareja, por ejemplo, o tenerla en tu bolsillo.

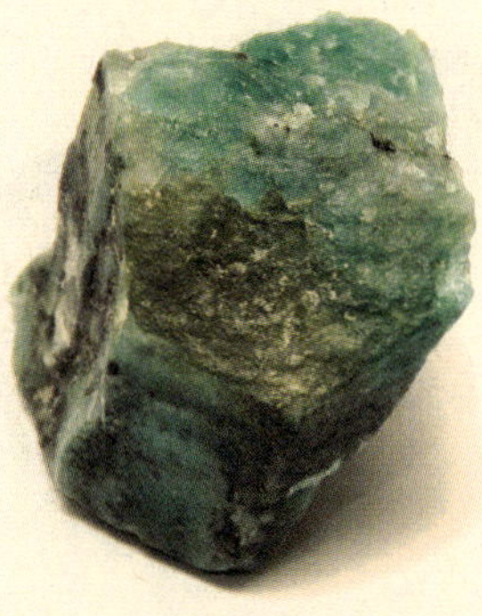

Espinela roja o rosa

La espinela, una gema cristalina y brillante, está disponible en muchos colores, aunque el más común es el rojo. Las piedras suelen ser bastante pequeñas, son claras y a menudo contienen inclusiones dentro de los cristales.

Origen:

Canadá, India, Pakistán y Sri Lanka.

Colores:

Rosa y rojo

Usos principales:

Enciende la renovación, fomenta el amor, da ánimos en los momentos difíciles y ayuda a calmar las emociones durante una crisis o después de algún trauma.

Chakras:

Raíz y corazón

Colocación

Coloca esta piedra en los chakras correspondientes o en contacto con ellos. Puedes sostenerla con cualquier mano, llevarla en el bolsillo de tu pantalón en momentos difíciles o usarla en joyas de cualquier tipo.

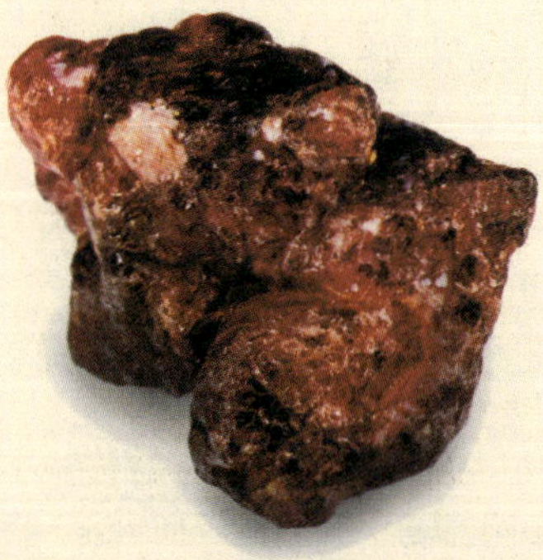

Fluorita arcoíris

Podría decirse que es uno de los cristales más bellos e interesantes. La fluorita arcoíris lleva bandas de color claro en cada cristal. Las bandas de colores más comunes incluyen el azul, el violeta, el púrpura, el verde, el agua y el rosa. Limpia y carga la fluorita arcoíris después de cada uso para mantener pura y clara su energía vibratoria. Protégela de los arañazos. No utilices agua o sal para limpiar este cristal.

Origen:

Australia, Brasil, China, Alemania, Gran Bretaña, México, Perú y Estados Unidos.

Color:

Multicolor

Usos principales:

Equilibra los chakras (así como la mente, el cuerpo y el espíritu), armoniza las emociones, facilita la comunicación con los seres superiores, incluyendo la Divinidad, promueve la intuición y la inspiración, y ayuda al despertar espiritual y la iluminación.

Chakras:

Plexo solar, corazón, garganta, tercer ojo y corona.

Colocación:

Coloca esta piedra en los chakras correspondientes o contacto con ellos. Puedes sostenerla en tu mano receptora (no dominante), usarla en joyas, mantenerla cerca de tu corazón, o ubicarla en el espacio de meditación y en zonas donde se necesite un impulso para la creatividad.

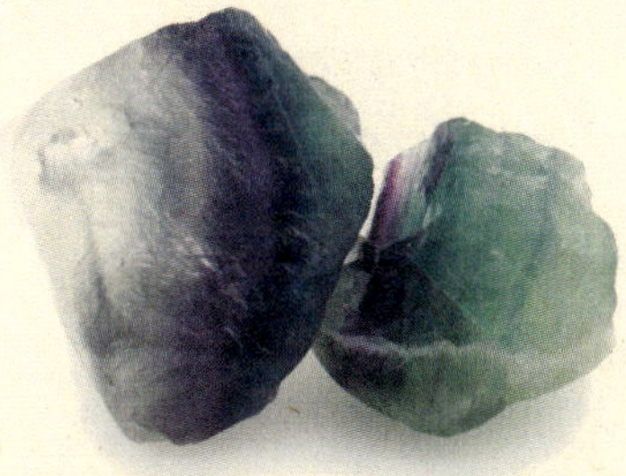

Fluorita azul

La fluorita es un mineral relativamente blando que se presenta en una gran variedad de colores. La fluorita azul puede venir en una gama de azul a azul verdoso, y es excepcionalmente clara. Esta piedra translúcida se raya con facilidad, pero los arañazos se ven muy bien. Ten cuidado cuando la lleves en tu bolsillo o la uses con otras piedras. No utilices agua o sal para limpiar este cristal.

Origen:

Alemania, Australia, Brasil, China, Estados Unidos, Gran Bretaña, México y Perú.

Color:

Azul

Usos principales:

Calma, crea un pensamiento racional, alivia el caos mental o emocional, facilita la comunicación, mejora la visión, te ayuda a ser honesto y amable, y apoya el despertar espiritual.

Chakras:

Tercer ojo y garganta.

Colocación:

Coloca esta piedra en los chakras correspondientes o en contacto con ellos. Puedes sostenerla en tu mano receptora (no dominante), usarla en joyas (especialmente, collares y pendientes), tenerla en una habitación que necesite calma o donde se requiera mejorar la comunicación (por ejemplo, en una junta), o ubicarla en tu zona o espacio de meditación.

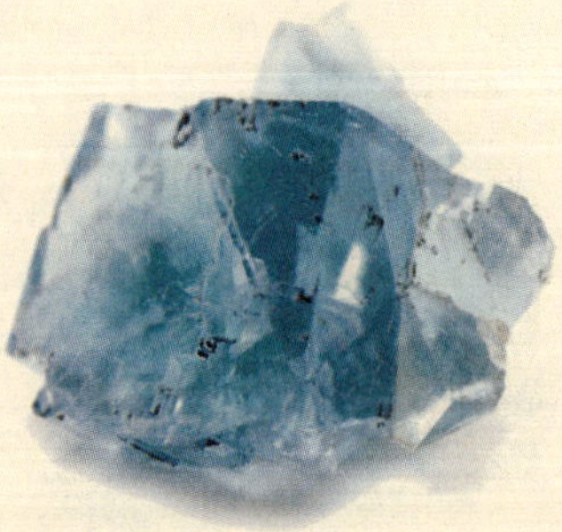

Fluorita púrpura

La fluorita púrpura es una piedra de alta vibración. Es una piedra preciosa de color púrpura claro a oscuro o violeta de excepcional claridad. Suele tener una superficie lisa, ya que es más bella cuando está pulida. Ten cuidado de no rayar esta gema blanda, en especial, cuando trabajes junto a otros cristales o la tengas en tu bolsillo. No utilices agua o sal para limpiar este cristal.

Origen:

Alemania, Australia, Brasil, China, Estados Unidos, Gran Bretaña, México y Perú.

Colores:

De púrpura claro a violeta.

Usos principales:

Facilita la conexión con el yo superior, aumenta las habilidades psíquicas y la intuición, fomenta la paz y la calma, agudiza la capacidad mental, mejora la concentración y ayuda en la toma de decisiones.

Chakras:

Tercer ojo y corona.

Colocación:

Coloca esta piedra en los chakras correspondientes o en contacto con ellos. Puedes sostenerla en tu mano receptora (no dominante), usarla en collares o pendientes, o ubicarla en el espacio de meditación o área de trabajo para mejorar la concentración.

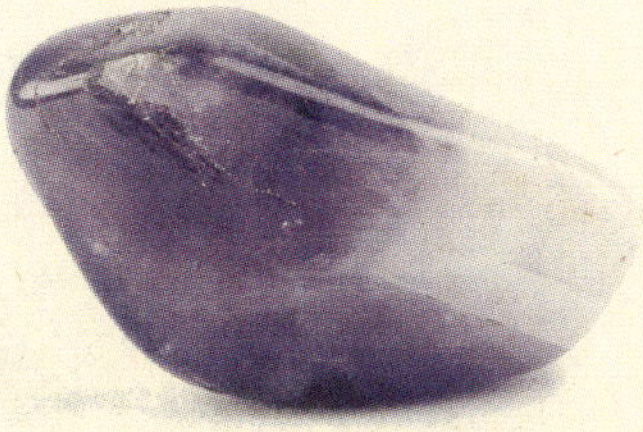

Fluorita verde

Este cristal puede ir desde el color aguamarina claro hasta el verde oscuro. Es un cristal muy claro y también bastante blando. Por lo tanto, es importante protegerlo para que no se raye, así que debes tener cuidado si lo llevas en tu bolsillo o lo juntas con otros cristales. No utilices agua o sal para limpiar este cristal.

Origen:

Alemania, Australia, Brasil, China, Estados Unidos, Gran Bretaña, México y Perú.

Color:

De aguamarina claro al verde oscuro.

Usos principales:

Proporciona energía, desintoxica y limpia los chakras, colabora a sanar el desamor, mejora la concentración y ayuda a prevenir los efectos de la energía electromagnética.

Chakra:

Corazón

Colocación:

Coloca este cristal en tu chakra del corazón o en contacto con él. Puedes sostenerlo en cualquier mano, usarlo en joyas (especialmente, collares), o ubicarlo en una zona con mucha energía electromagnética o eléctrica (puede ser cerca de un ordenador o un televisor).

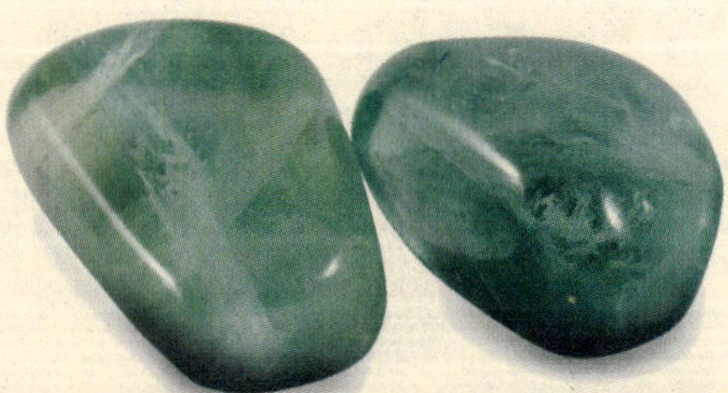

Fucsita

También conocida como mica cromada, es una piedra verde en bruto que brilla cuando capta la luz. Cuando se la pule, va del verde claro al verde oscuro, y a menudo presenta pedazos de rubí (ver «Rubí fucsita» en la página 284). Se la conoce comúnmente como la «piedra de curandero».

Origen:

Brasil, India y Rusia.

Colores:

De verde claro a muy oscuro.

Usos principales:

Proporciona información intuitiva a los sanadores, resuelve las luchas de poder, promueve la comprensión en los problemas que pueden existir en las relaciones, acrecienta la autoestima y despeja los bloqueos del chakra del corazón.

Chakra:

Corazón

Colocación:

Coloca esta piedra en tu chakra del corazón o en contacto con él. Puedes sostenerla en tu mano receptora (no dominante) para la intuición médica, llevarla en tu bolsillo, usarla en joyas, o ubicarla en el espacio del sanador, en el lugar de meditación o en la habitación del enfermo junto a su cama o bajo el colchón o la almohada.

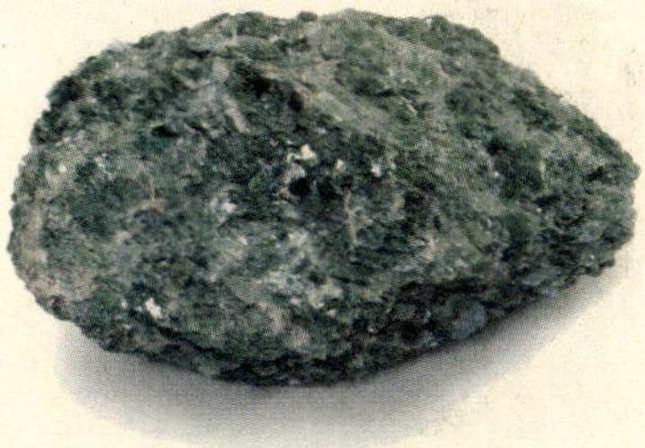

Granate

Los granates pueden presentarse en una gran variedad de colores, aunque los más buscados son los rojos. Los granates rojos ayudan en cuestiones de seguridad, protección y pasión. Los granates verdes refuerzan el amor incondicional y promueven la prosperidad. Los granates amarillos y dorados refuerzan la autoestima. Los granates naranjas refuerzan el sentido de la identidad dentro de un grupo. Esta gema semipreciosa es transparente y translúcida y se caracteriza por sus colores profundamente vivos.

Origen:

En todo el mundo

Colores:

Rojo, naranja, amarillo, marrón, verde y dorado.

Usos principales:

Ayuda a la limpieza de los chakras, apoya la conexión a tierra, aumenta la pasión y el amor, promueve la ayuda mutua, limpia las energías negativas y amplifica el poder de otros cristales.

Chakras:

Raíz (rojo), corazón (verde), plexo solar (amarillo o dorado) y sacro (naranja).

Colocación:

Coloca el granate en cualquiera de los chakras correspondientes o en contacto con ellos para limpiarlos (también junto con otros cristales para amplificar sus beneficios). Puedes sostenerlo con ambas manos, usarlo en joyas o ubicarlo en el área de meditación.

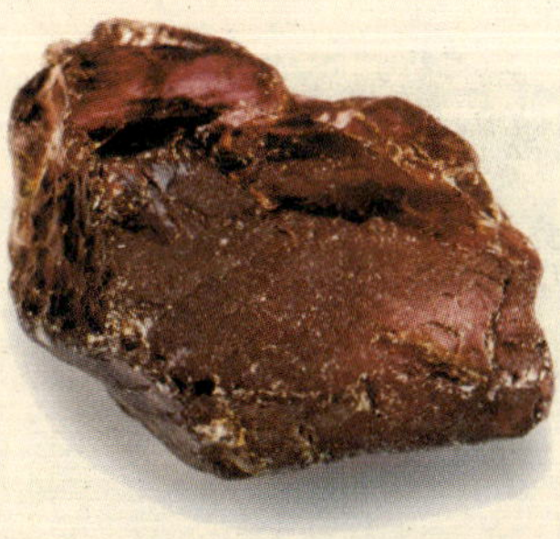

Hematita

La hematita es un cristal de color rojo intenso a plateado que adquiere un brillo metálico cuando se la pule. La hematita está formada por óxido de hierro. Su origen deriva de una palabra griega *haimatites,* que significa «sangre» en alusión al color del mineral. Mucha gente cree que la hematita es magnética, pero esto solo es cierto para la hematita magnetizada artificialmente. Hay que elegir la hematita natural.

Origen:

Brasil, Canadá, Gran Bretaña, Suecia y Suiza.

Colores:

De color rojo intenso a plateado.

Usos principales:

Absorbe la energía negativa, desintoxica, ayuda a la conexión a tierra, calma el estrés, desarrolla el autocontrol, y proporciona equilibrio y balance.

Chakra:

Raíz

Colocación:

Coloca esta piedra en tu chakra raíz o en contacto con él. Puedes usarla en anillos, llevarla en el bolsillo de tu pantalón o ubicarla en cualquier zona para transformar la energía negativa.

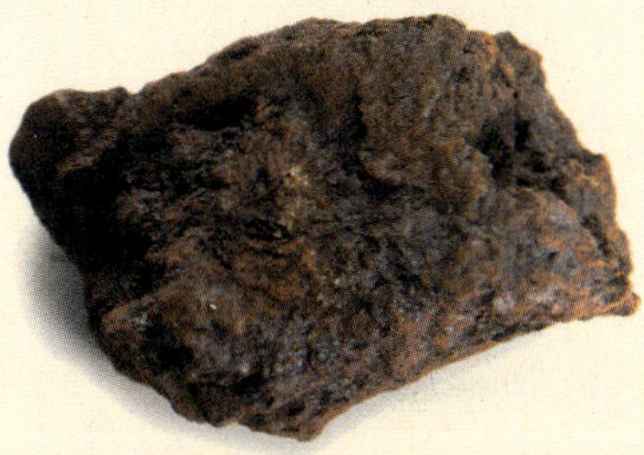

Howlita

A menudo se encuentra esta piedra blanca con bandas negras teñida de un color vívido azul turquesa. Se utiliza en joyería como sustituto económico de la turquesa o el lapislázuli, porque cuando se tiñe tiene un aspecto similar. Si buscas las propiedades de la turquesa (ver página 296) o del lapislázuli (ver página 261), asegúrate de no comprar howlita teñida, ya que las propiedades difieren entre las piedras.

Origen:

Estados Unidos

Color:

Blanco

Usos principales:

Equilibra los chakras, conecta con la conciencia superior, calma y estabiliza, trata el insomnio y enseña a tener paciencia.

Chakra:

Corona

Colocación:

Coloca esta piedra en tu chakra de la corona o en contacto con él. Puedes sostenerla con cualquiera de tus manos, ponerla debajo de tu almohada o en tu mesita de noche, o ubicarla en el área de meditación.

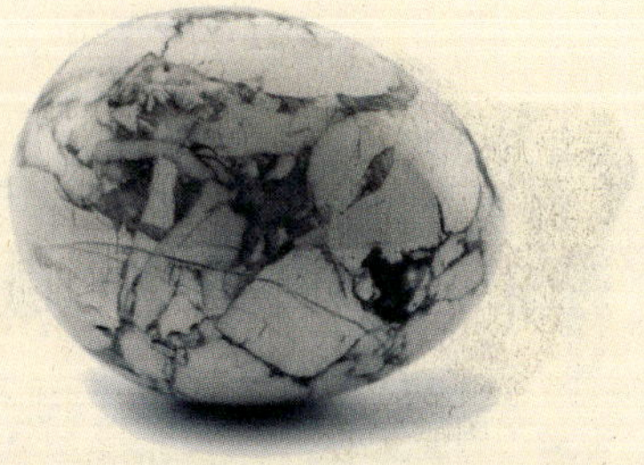

Iolita

La iolita, también conocida como «zafiro de agua», es una hermosa piedra de color índigo o violeta claro. A menudo encontrarás un matiz gris. Su nombre proviene de la palabra griega *ion*, que significa «violeta». Es una piedra moderadamente dura, pero es mejor mantenerla protegida cuando se utiliza junto a otras piedras.

Origen:

Estados Unidos

Colores:

De índigo a violeta

Usos principales:

Amplifica o fomenta la percepción psíquica, alivia la adicción, aumenta la concentración, sintoniza con la guía de tu ser superior o de los seres superiores y despierta la inspiración.

Chakras:

Tercer ojo y corona

Colocación:

Coloca esta piedra en los chakras correspondientes. Puedes sostenerla en tu mano receptora (no dominante), usarla en joyas (especialmente, pendientes), llevarla en tu bolsillo o ubicarla en la zona de meditación.

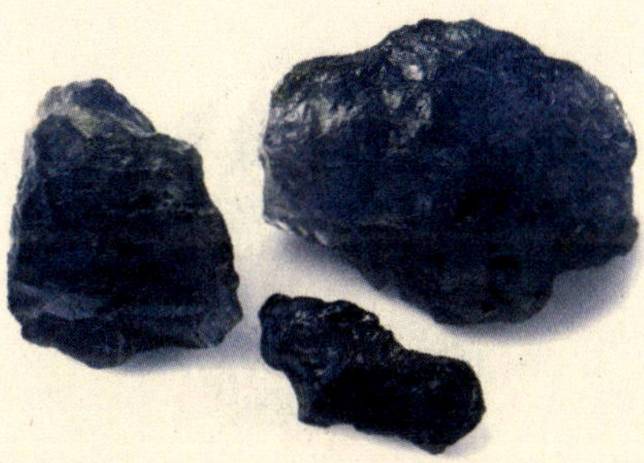

Jade

El color más común del jade es el verde acuoso, pero se presenta en muchos otros colores, como el blanco, el morado, el rojo y el negro. El jade verde ayuda a mejorar las relaciones a través del chakra del corazón. El jade blanco ayuda para la concentración y la toma de decisiones. El jade púrpura facilita el descubrimiento de la paz interior. El jade es suave, translúcido y cremoso. Es una gema semipreciosa muy popular que se utiliza en joyería y en tallados. No utilices agua o sal para limpiar este cristal.

Origen:

China, Italia, Oriente Medio, Rusia y Estados Unidos.

Colores:

Verde, blanco, morado, rojo, negro y naranja.

Usos principales:

Proporciona buena suerte, imparte paz, ayuda a la autodefinición y al autoconocimiento, y mejora la visión y la orientación.

Chakras:

Todos los chakras, dependiendo del color.

Colocación:

Coloca el jade en los chakras correspondientes o en contacto con ellos. Puedes sostenerlo con ambas manos, usarlo en joyas, tenerlo en tu bolsillo o ubicarlo en el espacio en donde practicas meditación.

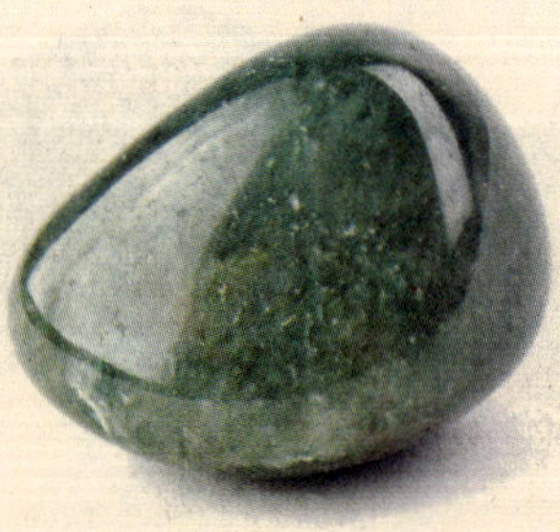

Jaspe

El jaspe se presenta en muchos colores. Todos son opacos con bandas o manchas que se extienden a lo largo del mismo. A menudo encontrarás interesantes diseños naturales que podrás ver en las piedras pulidas o en las losas. Aunque los usos que se indican a continuación se aplican a todos los cristales de jaspe, el jaspe verde tiende a crear armonía en las relaciones, el rojo realza la vivacidad y la pasión y el amarillo fortalece la perseverancia.

Origen:

En todo el mundo

Colores:

Marrón, blanco, rojo, verde, amarillo, azul y negro.

Usos principales:

Proporciona estabilidad, mejora la conexión a tierra.

Chakras:

Todos los chakras, dependiendo del color.

Colocación:

Coloca esta piedra en los chakras correspondientes o en contacto con ellos; también en cualquier parte del cuerpo donde se necesite curación. Puedes sostenerla con cualquier mano, llevarla en tu bolsillo o usarla en joyas.

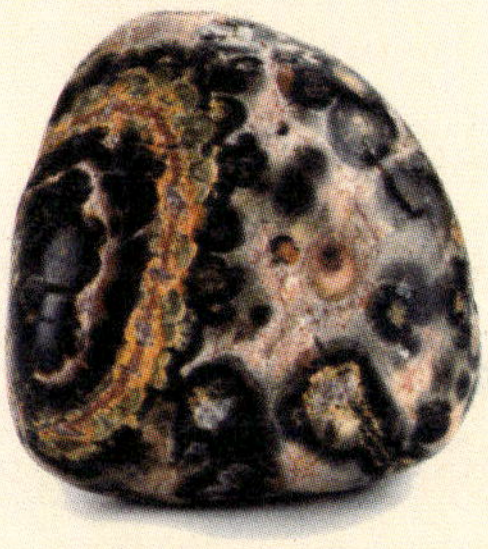

Kunzita

La kunzita es una piedra de muy alta vibración. Esta piedra es excepcionalmente clara, ligeramente coloreada; puede ser rosa. Las piedras ásperas pueden tener algunas estrías.

Origen:

Afganistán, Brasil y Estados Unidos.

Colores:

Rosa claro y púrpura claro

Usos principales:

Mejora la comunicación con la Divinidad o entidades superiores, permite una experiencia plena de las emociones, proporciona apoyo emocional a las mujeres, y genera paz y calma.

Chakras:

Corazón y corona

Colocación:

Coloca esta piedra en los chakras correspondientes o en contacto con ellos. Puedes sostenerla con cualquier mano, usarla en joyas (especialmente, collares o pendientes), ubicarla en el área de meditación o en tu habitación para una confrontación pacífica.

Labradorita

La belleza de la labradorita proviene de sus misteriosos colores arremolinados y su aspecto lustroso. Puede variar de un color claro lechoso a un gris claro, con destellos azules, dorados, púrpuras, verdes y otros colores arremolinados que aparecen cuando capta la luz. Es una piedra de alta vibración.

Origen:

Canadá, Italia y Escandinavia.

Colores:

Claro u oscuro con destellos azules, dorados, púrpuras y verdes.

Usos principales:

Mejora la comunicación con lo Divino o los seres superiores, ayuda a sintonizar con la energía psíquica y la intuición, equilibra la mente y el espíritu, protege contra la energía negativa, proporciona discernimiento, y limpia y sana el aura.

Chakras:

Tercer ojo y corona.

Colocación:

Coloca la labradorita en los chakras correspondientes o en contacto con ellos; también directamente en el cuerpo según sea necesario para la curación. Puedes sostenerla con cualquier mano, usarla en joyas (especialmente, pendientes y collares), mantenerla en el área de meditación o colocarla bajo tu almohada para combatir los sueños perspicaces.

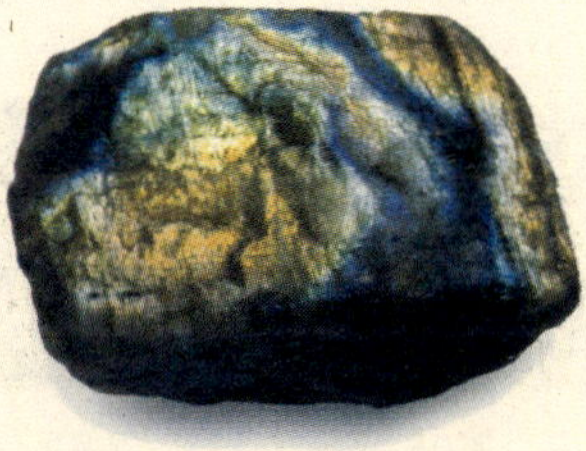

Lágrimas de apache

Las lágrimas de apache obsidiana son un tipo de vidrio volcánico oscuro, son piezas suavemente redondeadas. Son cálidas y suaves al tacto, y translúcidas cuando se las sostiene frente a una fuente de luz. Son razonablemente blandas y pueden rayarse con facilidad, por lo que conviene mantenerlas envueltas en un paño y alejadas del contacto directo con otras piedras. No utilices agua o sal para limpiar este cristal.

Origen:

En todo el mundo.

Colores:

Gris oscuro y negro.

Usos principales:

Proporciona apoyo para el duelo, permite que la tristeza pase, absorbe la negatividad, mejora la conexión a tierra, desencadena la curación emocional, proporciona protección espiritual, ofrece protección contra las emociones negativas (tanto las nuestras como las de los demás) y ayuda en la recuperación de los abusos.

Chakra:

Raíz

Colocación:

Coloca esta piedra en tu chakra raíz o en contacto con él. Puedes sostenerla en la mano que da (dominante), tenerla en el bolsillo de tu pantalón, guardarla en un lugar particular para protegerte de la negatividad, llevarla a los funerales u otras ocasiones relacionadas con el duelo.

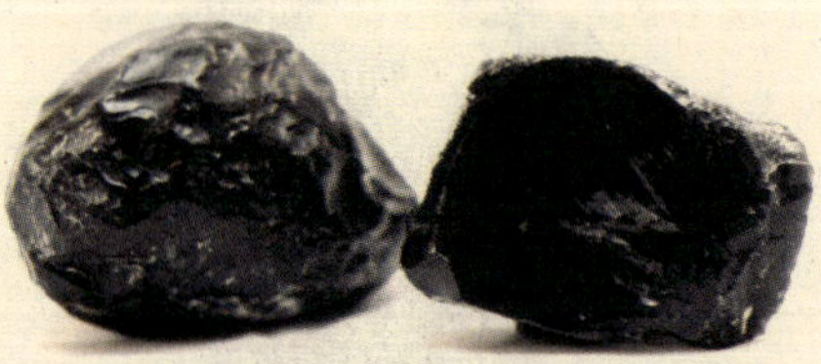

Lapislázuli

Esta piedra de color azul intenso es opaca y presenta vetas doradas o blancas. En la Edad Media, el lapislázuli se molía y se utilizaba como marino, un pigmento para las pinturas al óleo. Algunos fabricantes tiñen la howlita (ver página 254) para que se parezca a esta piedra, por lo que es importante asegurarse de que se está utilizando lapislázuli auténtico.

Origen:

Chile, Egipto, Italia, Oriente Medio y Estados Unidos.

Color:

Azul intenso con motas doradas.

Usos principales:

Mejora la comunicación, aumenta la verdad y la integridad, abre el tercer ojo, permite decir la verdad, y conecta con la sabiduría espiritual y superior.

Chakras:

Garganta y tercer ojo.

Colocación:

Coloca esta piedra en los chakras correspondientes o en contacto con ellos. Puedes sostenerla con cualquier mano, usarla en joyas (especialmente, collares y pendientes), llevarla en tu bolsillo, mantenerla en una habitación donde la comunicación sea esencial o colocarla en el área donde practicas la meditación.

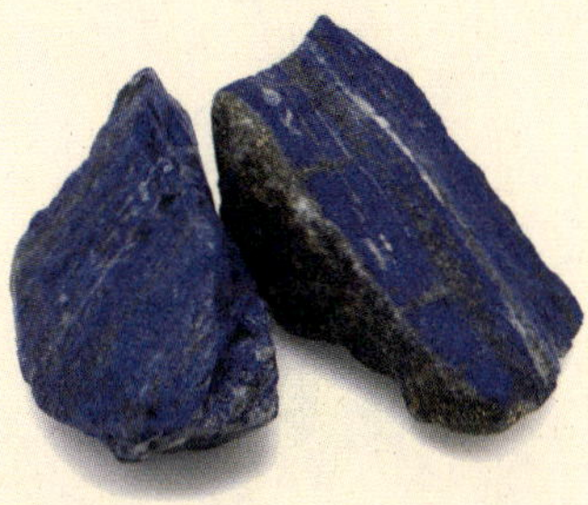

Lepidolita

La lepidolita tiene un bonito color rosa, lila o púrpura con estrías de color marrón o blanco. Es opaca pero con un cierto brillo. Se la puede encontrar en piedras pulidas o en piedras naturales (en bruto).

Origen:

Brasil, República Checa, República Dominicana y Estados Unidos.

Colores:

Rosa y lila.

Usos principales:

Alivia el estrés, promueve la calma, mejora la meditación, despierta la visión y facilita la conexión con lo Divino.

Chakras:

Tercer ojo y corona.

Colocación:

Coloca la lepidolita en los chakras correspondientes o en contacto con ellos. Puedes sostenerla con ambas manos, usarla en joyas (collar o pendientes), llevarla en tu bolsillo o ubicarla en el área de meditación.

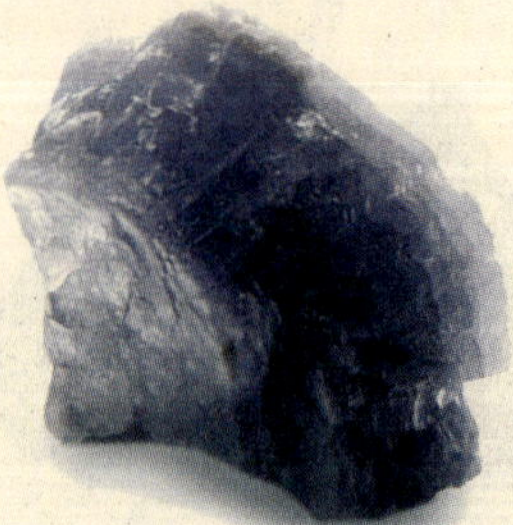

Malaquita

La malaquita, una hermosa piedra de color verde intenso, es opaca con remolinos de color verde claro o blanco. Las estrías forman interesantes diseños similares a los que se encuentran en el mármol. La malaquita tiene un poco de brillo y se pule hasta alcanzar un grado mayor. Es la piedra de protección para los trabajadores de las aerolíneas.

Origen:

Congo, Oriente Medio, Rumanía, Rusia y Zambia.

Color:

Verde

Usos principales:

Proporciona protección espiritual y energética, ofrece protección a los trabajadores de las aerolíneas y a los viajeros, ayuda a superar las fobias, fomenta la toma de riesgos, ayuda a compartir la propia verdad con los demás y aumenta el estado de ánimo (especialmente, en caso de depresión).

Chakra:

Corazón

Colocación:

Coloca la malaquita en tu chakra del corazón o en contarlo con él. Puedes sostenerla con cualquier mano, usarla en joyas (especialmente, pulseras y anillos), llevarla en tu bolsillo o colocarla en tu equipaje de mano cuando viajas.

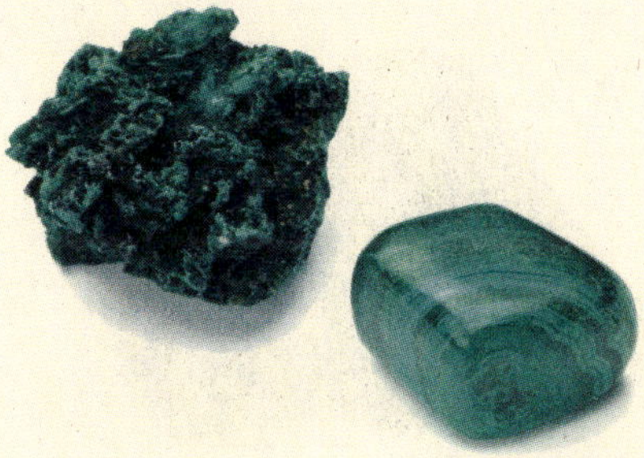

Moldavita

La moldavita es una sustancia con una historia de origen digna de la ciencia ficción. Se cree que se formó como resultado del impacto de un meteorito. Este cristal del «espacio exterior» tiene un color verde oliva intenso con una textura irregular y un brillo lustroso.

Origen:

República Checa, Alemania y Moldavia.

Colores:

Verde oliva y verde botella.

Usos principales:

Calma los pensamientos negativos relacionados a temas financieros, ayuda a descubrir el propósito de la vida, a profundizar la meditación y la percepción, ayuda a vivir con honor e integridad y fomenta el amor propio.

Chakras:

Corazón, tercer ojo, corona.

Colocación:

Coloca la moldavita en los chakras correspondientes o en contacto con ellos. Puedes sostenerla en tu mano receptora (no dominante), ubicarla en el espacio de meditación, guardarla en tu cartera o caja, o llevarla como colgante alrededor del cuello.

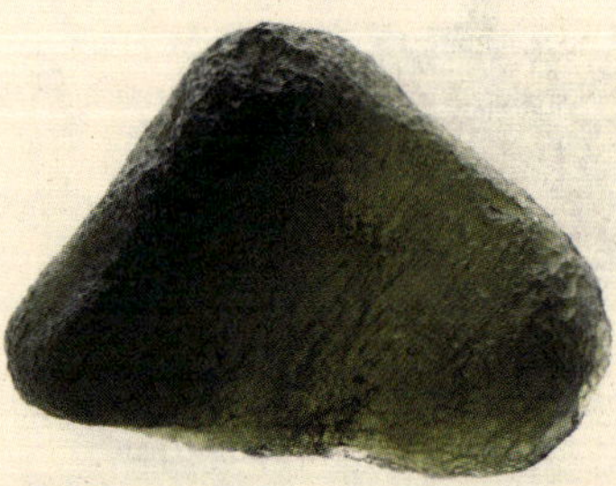

Moscovita

La moscovita pertenece al grupo de la mica, posee interesantes formaciones que parecen escamas o losas procedentes de la piedra principal. Tiene un brillo nacarado y multicolor. Las mismas cualidades energéticas son comunes a todos los colores de los cristales de moscovita. Es muy frágil, por lo que debe utilizarse y almacenarse con cuidado. No utilices agua o sal para limpiar este cristal.

Origen:

Austria, Brasil, República Checa, Rusia, Suiza y Estados Unidos.

Colores:

Gris, verde, rosa/rojo y dorado.

Usos principales:

Mejora la conexión con lo Divino o los seres espirituales, conecta con el yo superior, proporciona orientación y perspicacia, y promueve la intuición.

Chakras:

Tercer ojo y corona.

Colocación:

Coloca la moscovita en los chakras correspondientes o en contacto con ellos. Puedes sostenerla suavemente con ambas manos, mantenerla en el espacio de meditación o ubicarla junto a tu cama para que sirva de guía mientras sueñas.

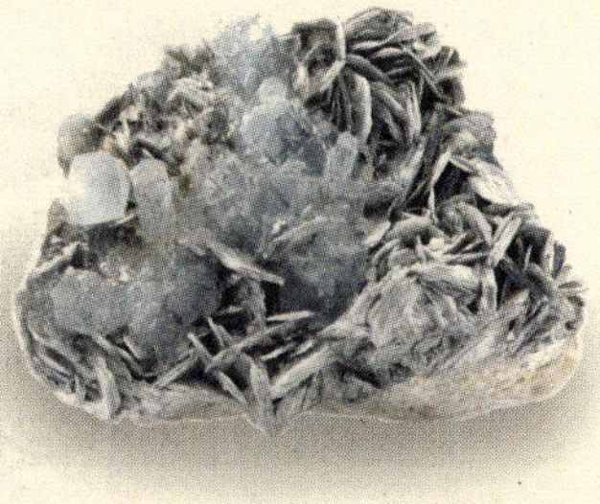

Obsidiana

Fabricada a partir de vidrio volcánico, la obsidiana es una piedra lustrosa que puede ser lisa o tener bordes ásperos y escarpados. El color más común es el negro, pero también se puede encontrar obsidiana de otros colores. La obsidiana es también la piedra que compone las lágrimas de apache (ver página 260).

Origen:

En todo el mundo

Colores:

Negro, negro con blanco, verde, azul y rojo.

Usos principales:

Apoya la conexión a tierra, limpia los bloqueos del chakra raíz, absorbe la energía negativa, calma el dolor, proporciona fuerza y energía, expone las emociones negativas, y proporciona protección espiritual y emocional.

Chakras:

Raíz (negro) y corazón (verde).

Colocación:

Coloca esta piedra en los chakras correspondientes o en contacto con ellos. Puedes sostenerla con cualquier mano, llevarla en el bolsillo de tu pantalón, ubicarla en cualquier habitación para absorber las emociones negativas o mantenerla en el espacio en el que practicas la meditación.

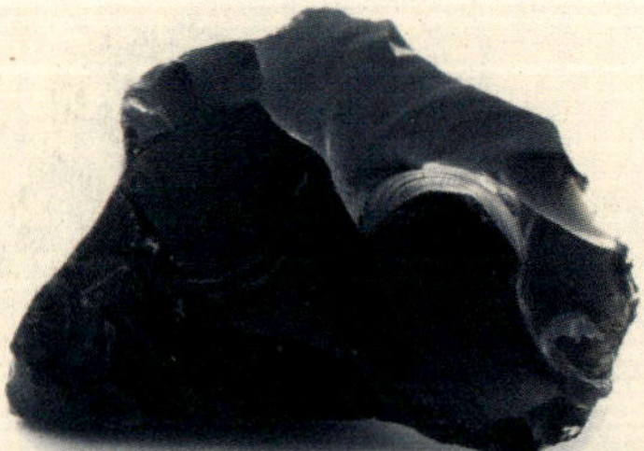

Obsidiana copo de nieve

Esta forma de obsidiana es de color negro y va hasta el negro verdoso, tiene manchas blancas que parecen copos de nieve. Es una piedra opaca y puede ser rugosa o pulida hasta obtener un ligero brillo.

Origen:

En todo el mundo.

Colores:

De negro a negro verdoso.

Usos principales:

Aumenta la sensación de seguridad y protección, calma, da protección espiritual, y ayuda a eliminar pensamientos y creencias perturbadoras.

Chakra:

Raíz

Colocación:

Coloca la obsidiana en tu chakra raíz o en contacto con él. Puedes sostenerla con ambas manos y llevarla en el bolsillo de tu pantalón.

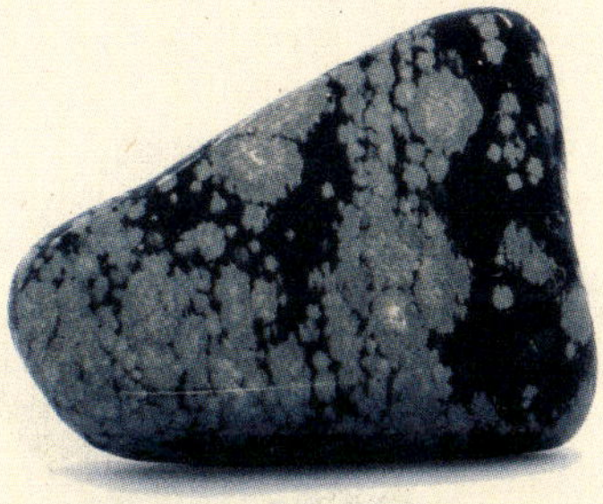

Ojo de tigre amarillo

El ojo de tigre amarillo es una piedra marrón y amarilla con rayas de cada uno de los colores que la atraviesan. Aunque la piedra es opaca, tiene un hermoso brillo que le da la calidad de un ojo de gato, de ahí su nombre.

Origen

Australia, Canadá, India, México, Sudáfrica y Estados Unidos.

Colores:

Amarillo/dorado y marrón.

Usos principales:

Mejora el poder personal, fortalece el sentido de uno mismo, aumenta la confianza y la autoestima, ayuda en la toma de decisiones, rompe los ciclos de inacción y da coraje.

Chakra:

Plexo solar

Colocación:

Coloca esta piedra en tu chakra del plexo solar o en contacto con él. Puedes sostenerla en tu mano receptora (no dominante), usarla en pulseras o anillos, llevarla en el bolsillo de tu pantalón o camisa, o ubicarla en la zona de meditación.

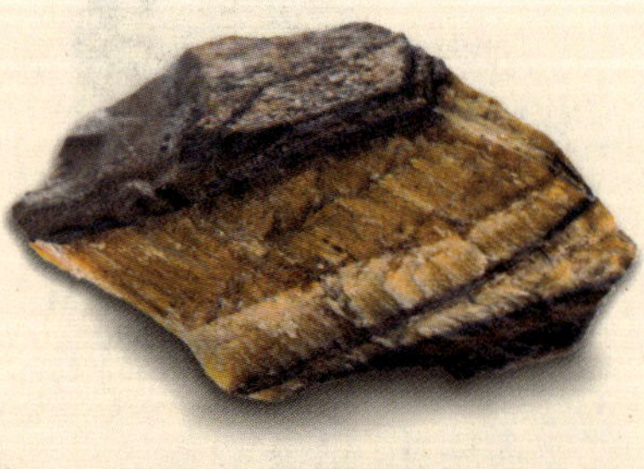

Ojo de tigre azul

El azul es uno de los tres colores principales del ojo de tigre. Los otros dos son el rojo y el amarillo. A veces se pueden encontrar todos los colores en una sola piedra o por separado. Esta piedra tiene un color azul gris intenso (a veces tan oscuro que es casi negro, especialmente cuando no está pulida) con bandas grises más oscuras que lo atraviesan, y un brillo iridiscente. Es una piedra moderadamente dura.

Origen:

Australia, Canadá, India, México, Sudáfrica y Estados Unidos.

Colores:

Azul gris profundo con bandas grises más oscuras.

Usos principales:

Induce a la calma, reduce el estrés, facilita la comunicación clara, proporciona visión, equilibra el *yin* y el *yang*, y mejora la intuición y las habilidades psíquicas.

Chakras:

Tercer ojo y garganta.

Colocación:

Coloca esta piedra en los chakras correspondientes o en contacto con ellos. Puedes sostenerla con ambas manos, usarla alrededor del cuello como joya o amuleto, llevarla en tu bolsillo, o colocarla en cualquier lugar donde se necesite una mejor comunicación, en el área de meditación o en cualquier lugar donde se sienta un desequilibrio energético.

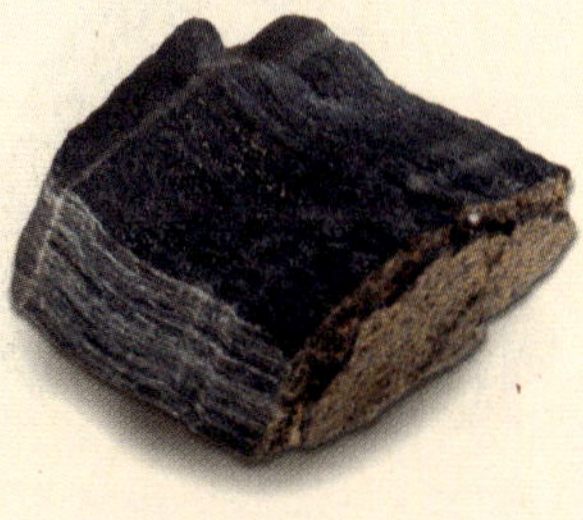

Ojo de tigre rojo

El ojo de tigre rojo es una piedra de color rojizo que tiene estrías de color marrón más oscuro. En su estado natural, tiene un ligero brillo, pero al pulirla su luminosidad es metálica.

Origen:

Australia, Canadá, India, México, Sudáfrica y Estados Unidos.

Colores:

Rojo, caoba y marrón.

Usos principales:

Estimula el impulso sexual, aumenta la motivación, la confianza y la fuerza de voluntad, promueve la acción, y proporciona energía y protección.

Chakra:

Raíz

Colocación:

Coloca esta piedra en tu chakra raíz o en contacto con él. Puedes sostenerla en tu mano receptora (no dominante), pegarla en la parte inferior de una silla de escritorio a fin de estimular la motivación para trabajar, colocarla debajo de tu colchón para la energía sexual o llevarla en el bolsillo de tu pantalón para tener voluntad.

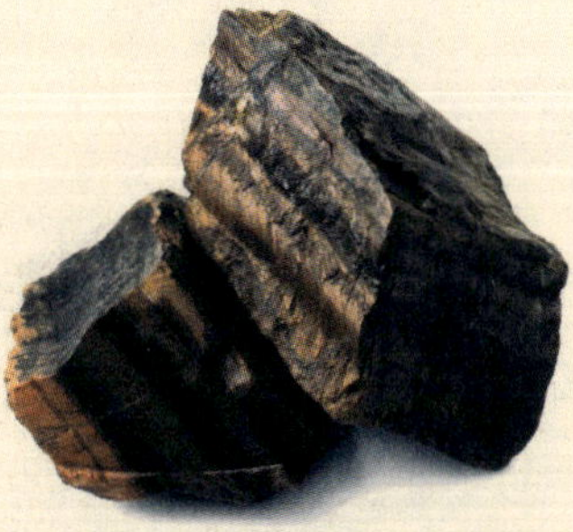

Ónix

El ónix se presenta en muchos colores, aunque la mayoría de las veces se encuentra en negro, negro con bandas blancas o blanco con bandas negras. Sin embargo, todos los colores tienen las mismas propiedades metafísicas. Es una piedra lisa, oscura y pesada que tiene la forma de una calcedonia.

Origen:

Brasil, Italia, México, Rusia, Sudáfrica y Estados Unidos.

Colores:

Negro, blanco, gris, rojo, amarillo, marrón y azul.

Usos principales:

Proporciona fuerza, promueve la conexión a tierra y el centrarse, facilita la resistencia, absorbe la energía negativa y protege espiritualmente.

Chakra:

Raíz

Colocación:

Coloca esta piedra en tu chakra raíz o en contacto con él. Puedes sostenerla con ambas manos, usarla en joyas (especialmente, pulseras y anillos), llevarla en el bolsillo de tu pantalón, colocarla en cualquier habitación para absorber la energía negativa y recibir protección, o ubicarla en el espacio de meditación.

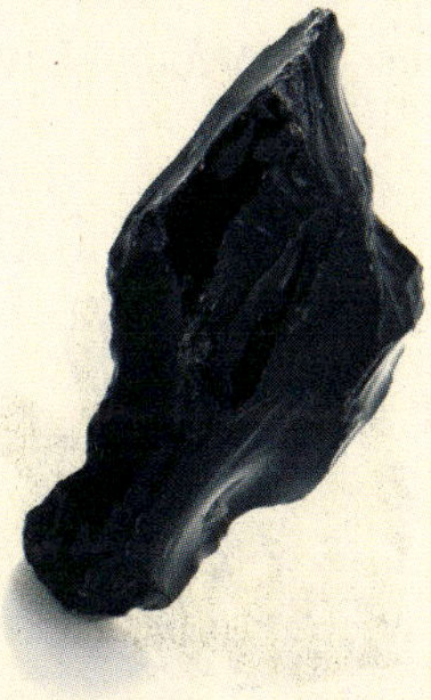

Ópalo

Los ópalos son gemas turbias, suaves y luminosas que ofrecen brillantes destellos de color. Vienen en una gama de colores que incluyen el blanco, el negro y el azul. Se trata de una piedra de alta vibración. Esta gema es muy blanda y puede dañarse fácilmente, por lo que hay que tener cuidado al llevarla, limpiarla o usarla con otras piedras. No utilices agua o sal para limpiar este cristal.

Origen:

Australia, Canadá, Gran Bretaña, Honduras, México y Perú.

Colores:

Blanco, negro, azul, rosa, rojo, naranja, amarillo y verde.

Usos principales:

Proporciona inspiración, despierta la creatividad, promueve la espontaneidad, ayuda a conectar con los demás a través del amor incondicional, y ayuda a la comunicación con los seres superiores y con el yo, así como con lo Divino.

Chakras:

Todos los chakras, dependiendo del color (especialmente, el de la corona).

Colocación:

Coloca esta piedra en cualquier chakra o en contacto con alguno. Puedes sostenerla en tu mano receptora (no dominante), usarla en algún tipo de joya, mantenerla en el área de meditación o ubicarla en un espacio en donde se realizan trabajos creativos.

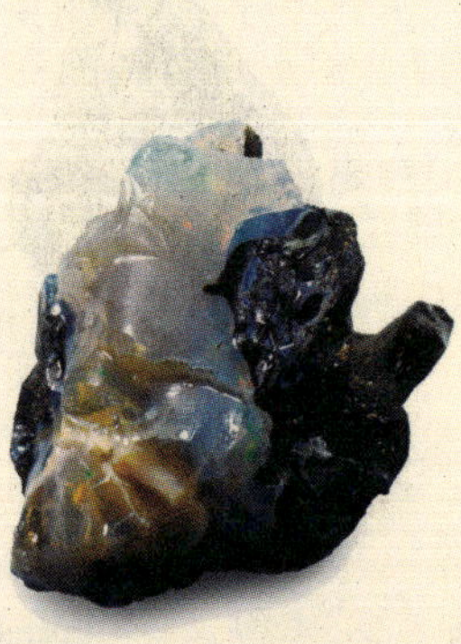

Peridoto

Esta gema es transparente y se presenta en tonos verdes que van desde el verde oliva claro hasta el verde manzana brillante. Puede tener pequeñas motas negras o marrones dentro del cristal. Se suele cortar y pulir en forma de gemas facetadas para su uso en joyería.

Origen:

Brasil, Islas Canarias, Egipto, Irlanda, Rusia y Sri Lanka.

Color:

Verde

Usos principales:

Abre el chakra del corazón, promueve el amor, alivia los traumas emocionales, ayuda en la comprensión de las relaciones, protege el aura y limpia el sistema energético del cuerpo (chakras, aura, meridianos).

Chakras:

Corazón y plexo solar.

Colocación:

Coloca esta piedra en los chakras correspondientes o en contacto con ellos. Puedes sostenerla en tu mano receptora (no dominante), usarla en joyas de cualquier tipo, llevarla en tu bolsillo, ubicarla en la zona de meditación o tenerla cerca cuando se trabaje en las relaciones.

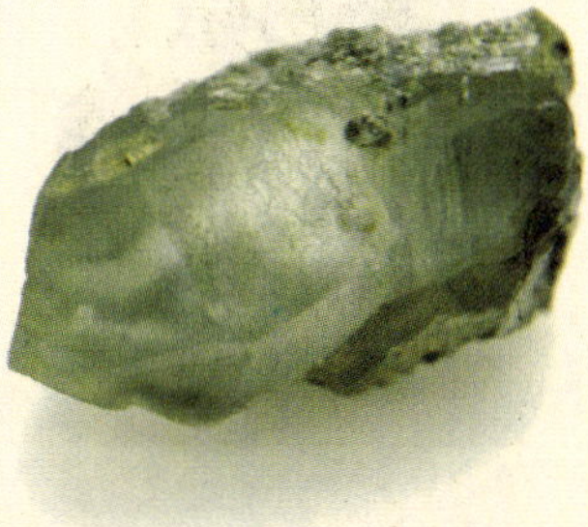

Piedra caliza

La piedra caliza, también conocida como magnetita, es un óxido de hierro negro que es naturalmente magnético. Como resultado, la piedra caliza a menudo tiene pequeños trozos de materiales magnéticos pegados a ella haciendo que parezca un poco borrosa, como si necesitara un buen lijado. Guárdala en un recipiente de plástico para evitar que los pequeños trozos de hierro se adhieran a la piedra imán. Es una piedra muy pesada para su tamaño.

Origen:

Austria, América Central, Finlandia, India, Italia y América del Norte.

Color:

Negro

Usos principales:

Promueve la conexión a tierra, alinea los chakras y magnifica la ley de la atracción.

Chakra:

Raíz

Colocación:

Coloca esta piedra sobre o cerca de tu chakra raíz. Puedes sostenerla con las manos para la conexión a tierra y llevarla en los bolsillos de tu pantalón.

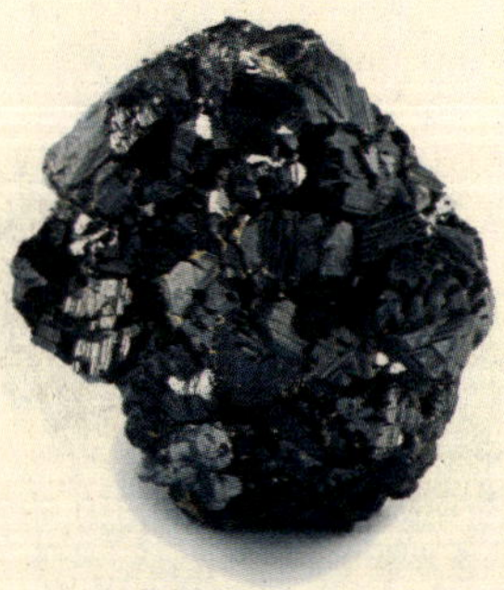

Piedra de sangre

También conocida como heliotropo, la piedra de sangre recibe este nombre porque se cree que ayuda a purificar la sangre y a combatir los trastornos sanguíneos. La piedra es verde con manchas rojas y, en realidad, es una calcedonia salpicada de óxido de hierro. La combinación de colores hace que sea una buena piedra cuando se trabaja con los chakras raíz y corazón juntos.

Origen:

Australia, Brasil, China, India y Rusia.

Color:

Verde con manchas rojas.

Usos principales:

Facilita la conexión a tierra, abre el corazón, promueve el desarrollo del poder personal, aumenta el valor, libera el miedo y fomenta la fuerza de la mente.

Chakras:

Raíz y corazón.

Colocación:

Coloca esta piedra en los chakras correspondientes o en contacto con ellos. Puedes sostenerla con cualquier mano (mano receptora o no dominante, para el coraje; mano dadora o dominante, para el miedo), llevarla en tu bolsillo o usarla en cualquier tipo de joya. Utilízala para tener coraje cuando te expongas a algún tipo de miedo.

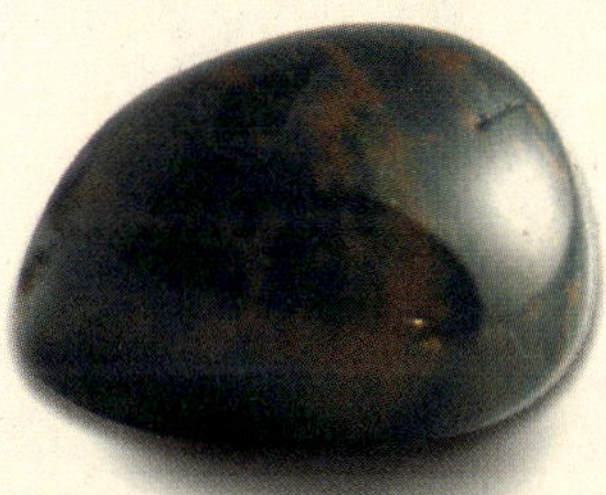

Piedra lunar

La piedra lunar tiene el aspecto de la luna reflejada. Suele ser de color melocotón, blanco o negro con remolinos de colores en su interior, dependiendo de la luz. Todos los colores comparten las mismas cualidades energéticas básicas. La piedra lunar de color blanco lechoso es la más común. Obtiene su brillo gracias a una propiedad de las piedras preciosas conocida como adularescencia, que también se encuentra en la labradorita.

Origen:

Australia, Brasil, India y Sri Lanka.

Colores:

Blanco, crema, negro y melocotón.

Usos principales:

Ayuda a la comunicación con el yo superior o la Divinidad y con los seres espirituales, aumenta las habilidades psíquicas y apoya el cumplimiento de los deseos.

Chakras:

Tercer ojo y corona.

Colocación:

Coloca esta piedra en los chakras correspondientes o en contacto con ellos. Puedes sostenerla con ambas manos, colocarla debajo de tu almohada, mantenerla en el área de meditación o usarla en joyas (especialmente, collares y pendientes).

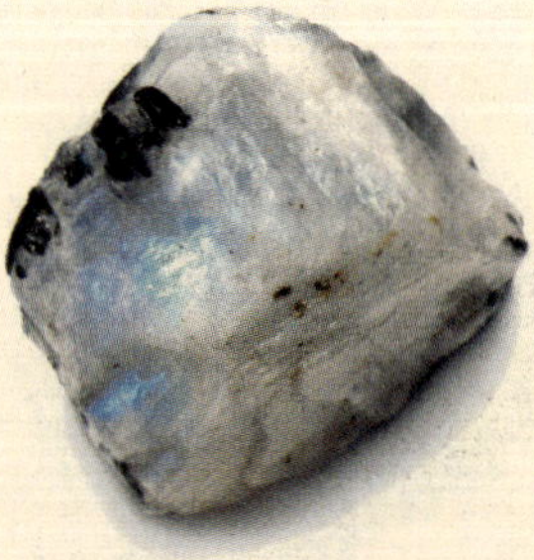

Piedra solar

La piedra solar es una bonita piedra de color naranja a amarillo anaranjado, que es ligeramente translúcida y con pequeños trozos brillantes en ella. Es una forma de feldespato, y puede ser muy clara, lechosa u opaca, dependiendo de la pieza.

Origen:

Canadá, Grecia, India, Noruega y Estados Unidos.

Colores:

De amarillo anaranjado a naranja y melocotón.

Usos principales:

Promueve la energía positiva, aumenta el optimismo, ayuda a cambiar los pensamientos negativos por positivos, refuerza las afirmaciones y fomenta la autoestima.

Chakras:

Sacro y plexo solar.

Colocación:

Coloca esta piedra en los chakras correspondientes o en contacto con ellos. Puedes sostenerla con ambas manos, llevarla en tu bolsillo, usarla en joyas (especialmente, pulseras y anillos) o ubicarla en el área donde se practica la meditación.

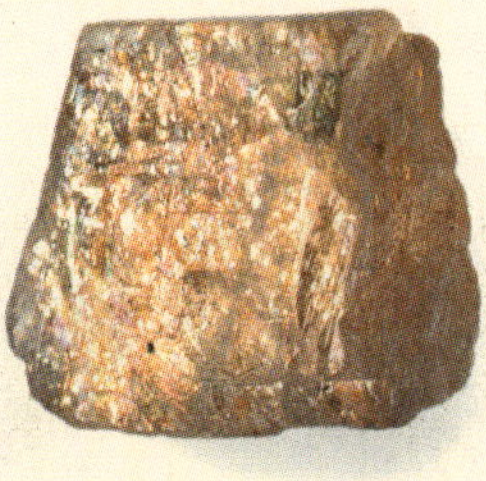

Piedras Boji

Las piedras Boji no son gran cosa a simple vista, pero mucha gente cree que son cristales poderosos. Son rocas redondeadas de color marrón a gris, normalmente pirita y marcasita, con una superficie rugosa o lisa, y siempre vienen en parejas, una piedra macho y otra hembra. El nombre Boji Stone es una marca registrada que vende estas piedras, también puedes encontrarlas bajo el nombre de Kansas Pop Rocks.

Origen:

Kansas

Colores:

Marrón, gris oscuro y negro.

Usos principales:

Equilibra la energía, recarga el aura y alinea los chakras.

Chakras:

Todos los chakras

Colocación:

Acuéstate de espaldas y coloca una piedra en tu cabeza y otra tocando la planta de tus pies. Puedes sujetar una piedra en cada mano o llevarla alrededor del cuello.

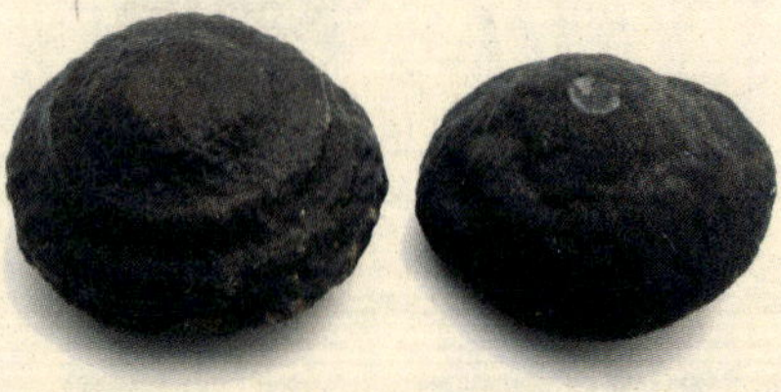

Pirita de hierro

A la pirita de hierro se la conoce como el «oro de los tontos» por una buena razón: se parece mucho al oro, pero no tiene el mismo valor que el metal precioso. Se la puede encontrar en forma de motas doradas dentro de una piedra más oscura o se pueden encontrar pepitas completas o formas cortadas de pirita de hierro. Es opaca y tiene un brillo dorado.

Origen:

Canadá, Chile, Gran Bretaña, Perú y Estados Unidos.

Color:

Oro

Usos principales:

Promueve el éxito en los negocios, ayuda a establecer la prosperidad, trae buena fortuna y fortalece la fuerza de voluntad.

Chakra:

Plexo solar

Colocación:

Coloca esta piedra en tu chakra del plexo solar. Puedes llevarla en tu bolsillo, ubicarla en el rincón de la prosperidad de tu casa o habitación, colocarla en una caja fuerte o guardarla en el escritorio de tu trabajo para el éxito en los negocios.

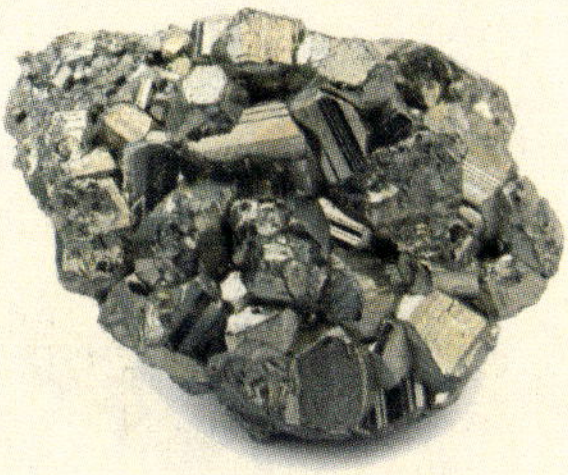

Prehnita

La prehnita es una gema ligeramente transparente, de color verde barro o verde oliva. Presenta pequeñas estrías en toda su extensión y la superficie de la piedra en bruto es irregular. Una vez pulida, es luminosa y bastante transparente. Es una piedra de alta vibración, a menudo referida como la «piedra de la profecía».

Origen:

África del Sur

Colores:

Verde barro y verde oliva.

Usos principales

Ayuda en el trabajo chamánico, facilita la conexión con lo Divino o con entidades superiores, limpia y desintoxica los campos energéticos, y mejora la energía psíquica (especialmente, la precognición).

Chakra:

Corazón

Colocación

Coloca la prehnita en tu chakra del corazón o en contacto con él. Puedes sostenerla con cualquiera de tus manos para el trabajo de curación, usarla en joyas (collares y pendientes), mantenerla en el área de meditación y en el de la curación (si se realiza un trabajo de curación), o llevarla en tu bolsillo para el trabajo chamánico.

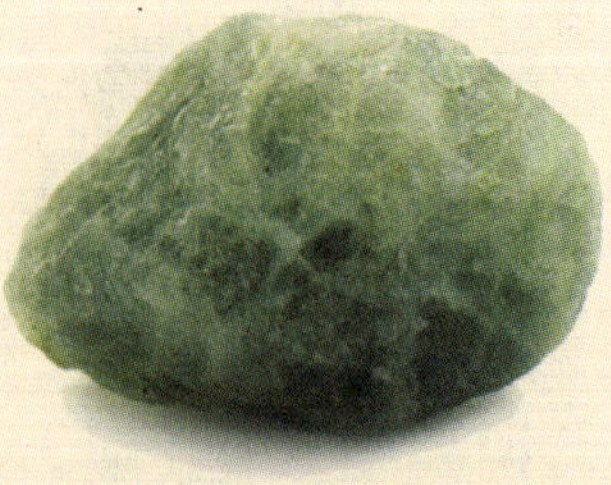

Rodocrosita

La rodocrosita es una bonita piedra de color rosa, tiene bandas de color blanco o negro. Es una piedra parcialmente translúcida y bastante blanda, por lo que hay que tener cuidado al trabajar junto con otras piedras. No utilices agua o sal para limpiar este cristal. Las variaciones de color surgen de las impurezas.

Origen:

Argentina, Rusia, Sudáfrica, Estados Unidos y Uruguay.

Colores:

Rosa, rosa tirando a anaranjado.

Usos principales

Promueve el amor incondicional, ayuda a curar un corazón roto y problemas emocionales profundos, atrae el amor, cura los problemas de autoestima y alivia las heridas que cargamos del pasado.

Chakras:

Raíz y corazón.

Colocación:

Coloca la rodocrosita en los chakras correspondientes o en contacto con ellos; también en cualquier parte del cuerpo donde se manifieste físicamente el dolor emocional. Puedes llevarla en el bolsillo de tu pantalón.

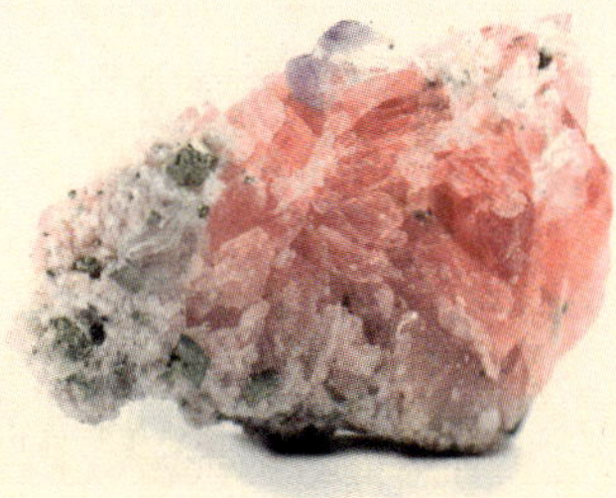

Rosa del desierto (yeso)

Este cristal único se llama así por su parecido con una rosa. Es una piedra de yeso que tiene los colores de la arena, posee bandas de color blanco en la parte superior de cada «pétalo». La formación es única, ya que la piedra es redondeada y posee estos «pétalos» en varias capas. También se la conoce como rosa de selenita. Ten cuidado con el yeso porque es blando y quebradizo. No utilices agua o sal para limpiar este cristal.

Origen:

Austria, Francia, Alemania, Gran Bretaña, Grecia, Polonia, Rusia y Estados Unidos.

Color:

Arena con blanco

Usos principales:

Facilita la comunicación con el yo superior y la Divinidad, centra la mente, ayuda en la aceptación y la limpieza energética, genera calma y ofrece confort espiritual.

Chakras:

Tercer ojo y corona.

Colocación:

Coloca esta piedra en los chakras correspondientes o en contacto con ellos. Puedes sostenerla suavemente con ambas manos y mantenerla en el área de meditación.

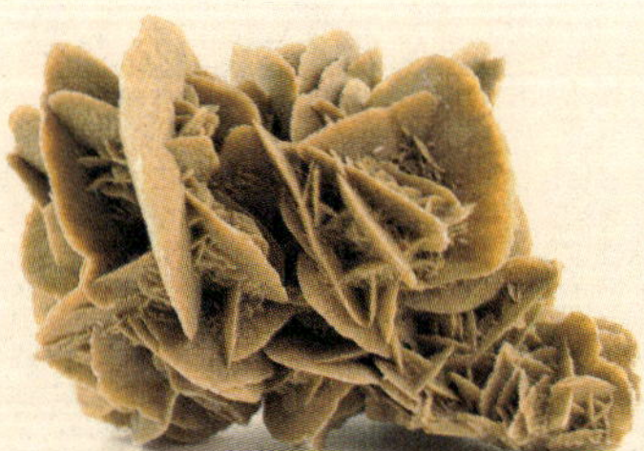

Rubí

Los rubíes son de color rosa a rojo y parecen opacos, pero cuando se los pulen y cortan adquieren un color rojo vivo y transparente. Estas piedras preciosas se utilizan en joyería, pero las piedras en bruto también ofrecen poderosas propiedades curativas.

Origen:

Camboya, India, Kenia, Madagascar, México, Rusia y Sri Lanka.

Colores:

De rojo a rosa.

Usos principales:

Promueve la vitalidad, refuerza la pasión y el impulso (sexual y de otro tipo), energiza, promueve el amor y aumenta la alegría de vivir.

Chakras:

Raíz y corazón.

Colocación:

Coloca el rubí en los chakras correspondientes o en contacto con ellos. Puedes usarlo en cualquier tipo de joya, colocarlo bajo tu almohada o colchón para revitalizar la energía sexual, o llevarlo en tu bolsillo para reenergizar.

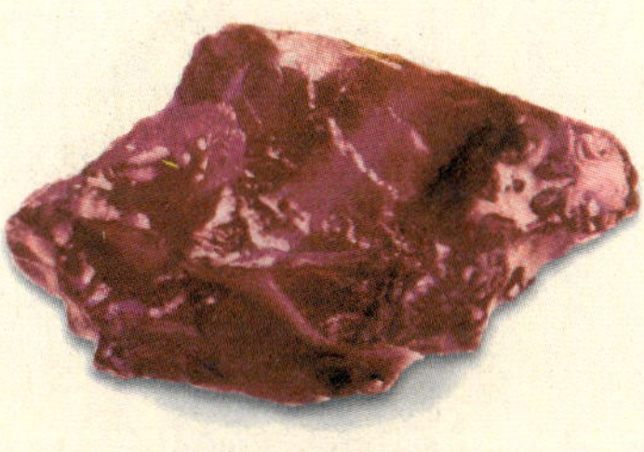

Rubí fucsita

El rubí se encuentra de forma natural en la fucsita. La fucsita tiene una coloración de verde claro a profundo, que parece casi cremosa, y cuando tiene rubí contiene manchas que varían en tamaño y son de color rosa a rojo intenso.

Origen:

Brasil, India y Rusia.

Colores:

Verde con rosa o rojo.

Usos principales:

Abre el chakra del corazón, promueve el amor, fomenta la fuerza y la voluntad, aumenta el intelecto, agudiza la concentración, y proporciona protección de la energía espiritual, emocional y mental.

Chakras:

Raíz y corazón.

Colocación:

Coloca esta piedra en los chakras correspondientes o en contacto con ellos. Puedes sostenerla con cualquier mano, usarla en cualquier tipo de joya o llevarla en tu bolsillo.

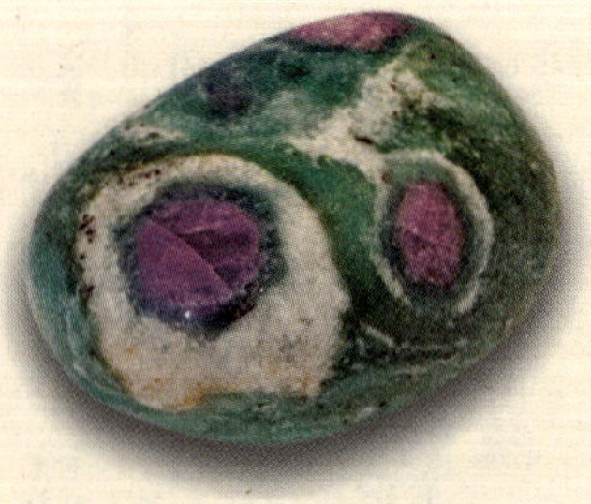

Sardonice

El sardonice es una variedad bandeada de calcedonia (un tipo de cuarzo), con capas alternas de sardonice y ónice. El más común, con diferencia, es el rojo o el marrón con remolinos negros o blancos. También se puede encontrar sardonice en azul con remolinos negros, aunque esta es la combinación más rara. La piedra tiende a ser profundamente coloreada y opaca.

Origen:

Brasil, India, Japón, Turquía y Estados Unidos.

Colores:

Rojo, rojo naranja, marrón y azul.

Usos principales:

Aumenta la concentración mental, promueve el optimismo, proporciona protección, estabiliza las relaciones y atrae la suerte e imparte disciplina mental.

Chakras:

Raíz y sacro.

Colocación:

Coloca el sardonice en los chakras correspondientes o en contacto con ellos. Puedes llevarlo en el bolsillo de tu pantalón o pegarlo en la parte inferior de tu silla de oficina o de estudio.

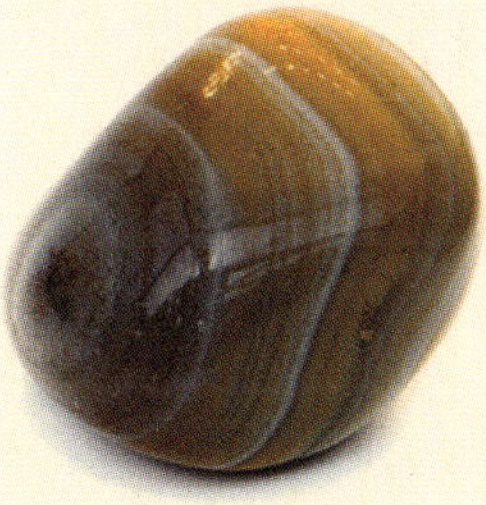

Selenita

La selenita es una piedra de muy alta vibración. Es de color blanco lechoso con estrías o crestas blancas. Es una variedad del yeso y tiene una textura blanda, por lo que hay que tener mucho cuidado, ya que se daña fácilmente. La selenita se puede encontrar en forma de piedras rugosas o lisas, y también se la puede encontrar en tallas. Algunas personas utilizan torres de selenita en bases iluminadas, y la selenita brilla con los colores cambiantes de la luz. No utilices agua o sal para limpiar este cristal.

Origen:

Francia, Alemania, Gran Bretaña, Grecia, México, Polonia, Rusia y Estados Unidos.

Color:

Blanco

Usos principales:

Promueve la comunicación con el yo superior y lo Divino, despierta la inspiración, limpia y purifica la energía, limpia a otros cristales, fomenta la iluminación y proporciona energía protectora.

Chakra:

Corona

Colocación:

Coloca la selenita en tu chakra de la corona o en contacto con él. Puedes sostenerla con ambas manos, llevarla en tu bolsillo, colocarla alrededor de una zona para la protección psíquica o la limpieza energética, o ubicarla en el espacio de meditación.

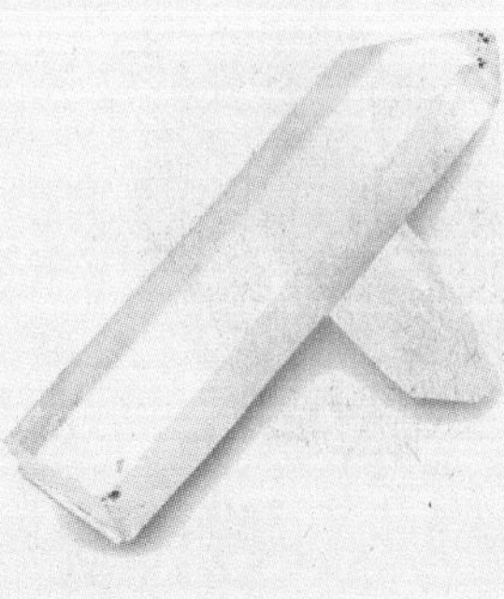

Sodalita

La sodalita se presenta como un color azul vaquero con estrías y manchas blancas o negras. Se parece un poco al lapislázuli, pero la coloración es más clara.

Origen:

Brasil, Canadá, Francia, Groenlandia, Myanmar, Rumania, Rusia y Estados Unidos.

Color:

Azul

Usos principales:

Promueve la verdad y la integridad, permite una mejor comunicación (en especial, en la comunicación escrita), aumenta la intuición y promueve las habilidades psíquicas.

Chakras:

Garganta y tercer ojo.

Colocación:

Coloca la sodalita en los chakras correspondientes o en contacto con ellos. Puedes sostenerla en tu mano receptora (no dominante), usarla en collares o pendientes, o mantenerla en tu oficina para despertar la creatividad.

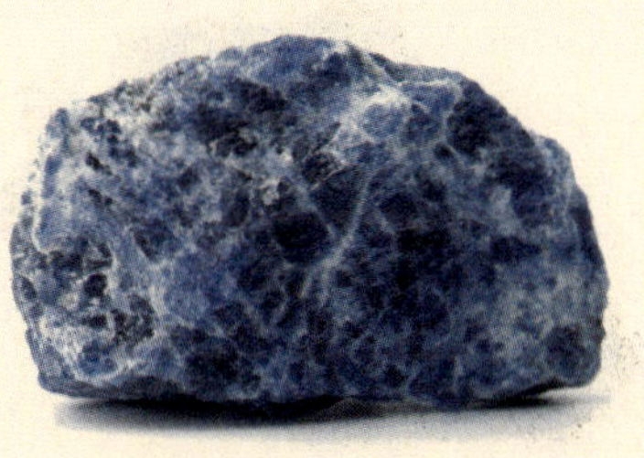

Sugilita

Se pronuncia «sooj-a-lite». Esta piedra opaca de color púrpura tiene bandas que contrastan con los colores blanco y marrón que la atraviesan. La piedra es ligeramente brillante. También se llama lavulita. Es una piedra relativamente rara.

Origen:

Japón y Sudáfrica.

Colores:

Morado claro, morado rosado, violeta y púrpura.

Usos principales:

Ayuda a aliviar los sentimientos de soledad, apoya la meditación, facilita la conexión con el espíritu, orienta en la toma de decisiones en la vida, ayuda con el perdón y la autoaceptación, destierra las pesadillas, facilita la conexión con el ser superior, aumenta la conciencia psíquica y fortalece las habilidades de curación.

Chakras:

Tercer ojo y corona.

Colocación:

Coloca esta piedra en los chakras correspondientes o en contacto con ellos. Puedes sostenerla con ambas manos, ubicarla en el área de meditación, ponerla debajo de tu almohada o en tu mesita de noche, usarla en collares o pendientes, o llevarla en tu bolsillo.

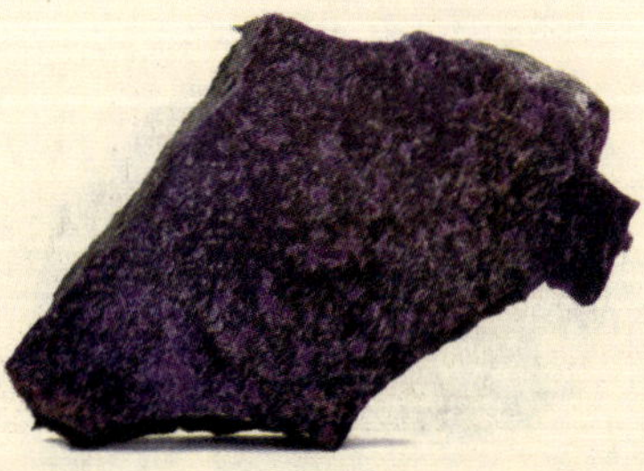

Súper siete

También conocida como piedra melodía o siete sagrado, es una piedra de alta vibración. Contiene siete tipos diferentes de cuarzo: cuarzo claro, amatista, cuarzo ahumado, cacoxenita, rutilo, geotita y lepidocroncita, todos naturales. Suele parecerse a una amatista con zonas importantes de materiales diferentes en toda su extensión, y su aspecto varía mucho en función de su composición. La súper siete genera una sensación de vibración muy fuerte cuando la tienes entre las manos, casi hasta el punto de generar incomodidad si la sostienes durante mucho tiempo porque tiene una energía muy poderosa.

Origen:

Todo el mundo

Colores:

Púrpura con gris, negro claro y marrón.

Usos principales:

Fortalece la conexión con lo Divino y los reinos superiores, despierta la visión psíquica, integra todos los chakras, ayuda a descubrir el camino de la vida y amplifica la energía.

Chakras:

Todos los chakras

Colocación:

Coloca esta piedra en tu chakra de la corona y debajo de tu chakra raíz para limpiarlos y energizarlos; también colócala en tu chakra tercer ojo o en tu chakra de la corona. Puedes sostenerla en tu mano receptora (no dominante) o ubicarla en el área donde practicas meditación.

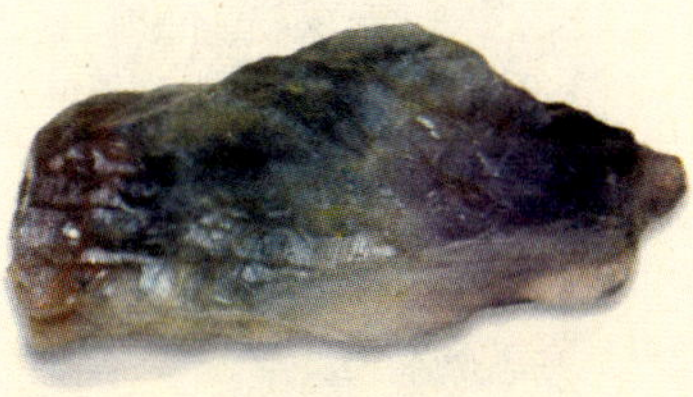

Tanzanita

La tanzanita es una hermosa piedra de color azul a violeta, y cuando se la corta en piedras preciosas facetadas se crean muy hermosas joyas. Es una forma del mineral zoisita, y recibe su nombre por sus orígenes en Tanzania. Es una piedra relativamente rara.

Origen:

Tanzania

Colores:

De azul a violeta.

Usos principales:

Mejora la comunicación con el espíritu, fomenta las habilidades psíquicas, facilita a que puedas explorar tu espiritualidad, eleva la conciencia y genera alivio y calma.

Chakras:

Tercer ojo y corona.

Colocación:

Coloca la tanzanita en los chakras correspondientes. Puedes usarla en joyas (especialmente, collares o pendientes), llevarla en tu bolsillo, ponerla en el área donde meditas o colocarla cerca de tu cama para ayudar al desarrollo espiritual durante el sueño.

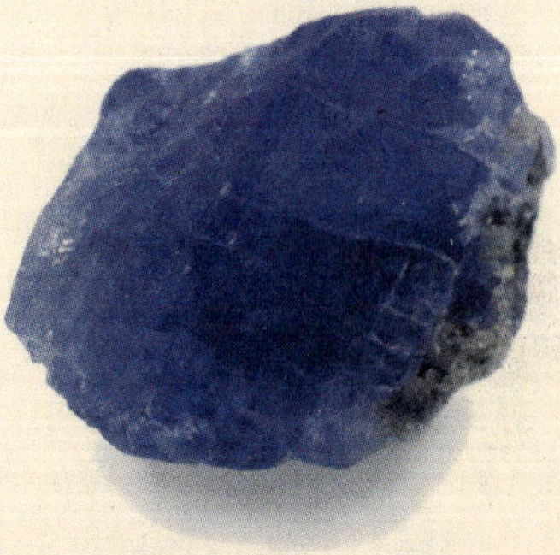

Topacio

El topacio es una piedra preciosa transparente de color azul o amarillo que suele cortarse en pedazos y utilizarse en joyería. Cuando está cortada y pulida, el color es muy claro. Es una piedra preciosa, y las piezas cortadas suelen ser bastante pequeñas. El topacio azul mejora la comunicación y aumenta la conexión con los reinos superiores, aumenta la autoestima y ayuda a establecer límites.

Origen:

África, Australia, India, México, Pakistán y Estados Unidos.

Colores:

Azul y amarillo.

Usos principales:

Fomenta el perdón, mejora la verdad y la integridad, ayuda a la comunicación clara, ayuda a sintonizar con los pensamientos, recarga la energía, aumenta la empatía, atrae la abundancia y fomenta la alegría.

Chakras:

Tercer ojo, garganta (azul) y plexo solar (amarillo).

Colocación:

Coloca el topacio en los chakras correspondientes o en contacto con ellos. Puedes usarlo en cualquier tipo de joya. Lleva la variedad amarilla en tu cartera o colócala en una caja a fin de atraer la abundancia, y mantén el topacio azul en el área de meditación.

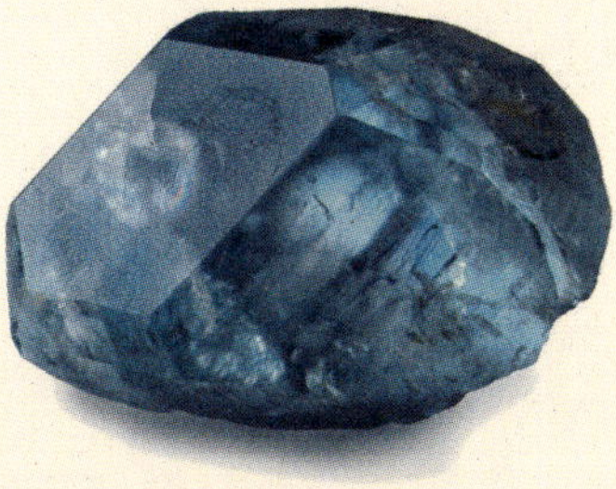

Turmalina negra

La turmalina es una piedra preciosa apreciada por su tonalidad clara y hermosa. El negro es uno de los muchos colores de esta piedra, y se utiliza muy comúnmente en la práctica metafísica y espiritual para protegernos de la energía negativa. La turmalina negra también se conoce como chorlo. Debido a que absorbe mucha energía, es importante limpiar esta turmalina de manera regular.

Origen:

Afganistán, Australia, Brasil, Mozambique, Sri Lanka, Tanzania y Estados Unidos.

Color:

Negro

Usos principales:

Absorbe la energía negativa y la transforma en positiva, ayuda a la conexión a tierra, ofrece protección psíquica y energética, y ayuda a la liberación del estrés.

Chakra:

Raíz

Colocación:

Coloca la turmalina en tu chakra raíz o en contacto con él. Puedes sostenerla con ambas manos, llevarla en tu bolsillo, usarla como amuleto y como cuña con una persona negativa, mantenerla en tu escritorio o auto a fin de absorber la energía negativa, llevarla a atmósferas psíquicas muy cargadas o mantenerla junto a tu cama para absorber la energía negativa durante el sueño.

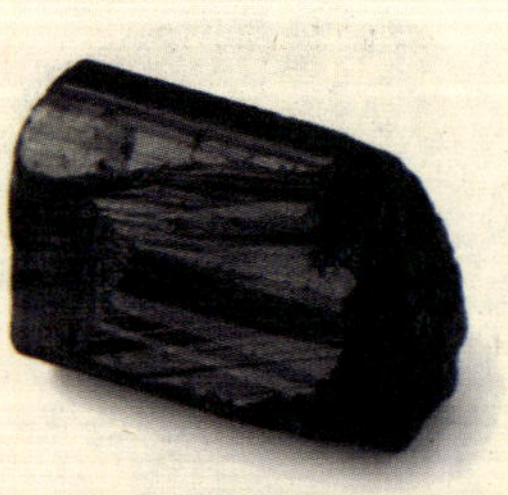

Turmalina rosa

Esta es una piedra preciosa de color rosa claro. Se la suele pulir y utilizar en joyería y su precio es bastante alto. Es una piedra de alta vibración. Se la puede encontrar sola o como bandas de turmalina incrustadas en otras piedras.

Origen:

Afganistán, Australia, Brasil, Mozambique, Sri Lanka, Tanzania y Estados Unidos.

Color:

Rosa

Usos principales:

Promueve la alegría y el amor universal, estimula el amor romántico y potencia las emociones positivas.

Chakra:

Corazón

Colocación:

Coloca esta piedra en tu chakra del corazón o en contacto con él. Puedes sostenerla con ambas manos, colocarla en tu mesita de noche o bajo tu almohada para promover la positividad durante el sueño, o usarla en joyas (especialmente, collares o pulseras). Debido a que promueve el amor universal, llévala en citas románticas.

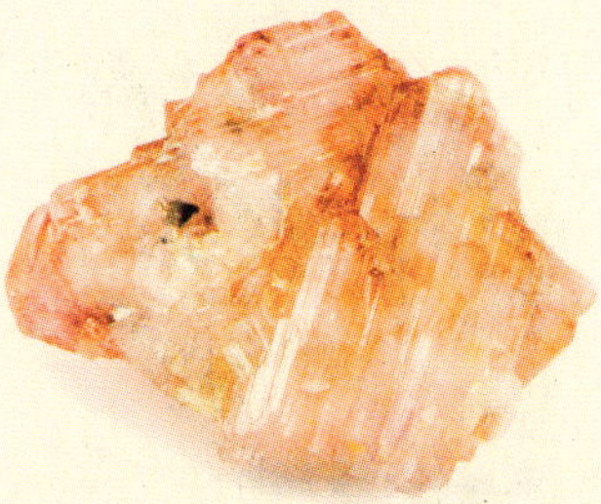

Turmalina sandía

La turmalina sandía recibe su nombre porque se parece a una rodaja de sandía. Tiene matices verdes, blancos y rosados. La piedra preciosa es muy clara y tiene bandas, y a menudo se utiliza en joyas. Es una piedra preciosa y bastante costosa.

Origen:

Afganistán, Australia, Brasil, Mozambique, Sri Lanka, Tanzania y Estados Unidos.

Colores:

Rosa, verde y blanco.

Usos principales:

Promueve todo tipo de amor, equilibra las energías y los chakras, inspira la creatividad, permite la conexión con la naturaleza, cura el dolor emocional, y promueve la paz y la calma.

Chakra:

Corazón

Colocación:

Coloca esta piedra en tu chakra del corazón o en contacto con él. Puedes sostenerla con cualquier mano, usarla en joyas de cualquier tipo, tenerla en tu bolsillo, ubicarla en el espacio de trabajo creativo, o llevarla cuando estés en un ambiente o espacio natural.

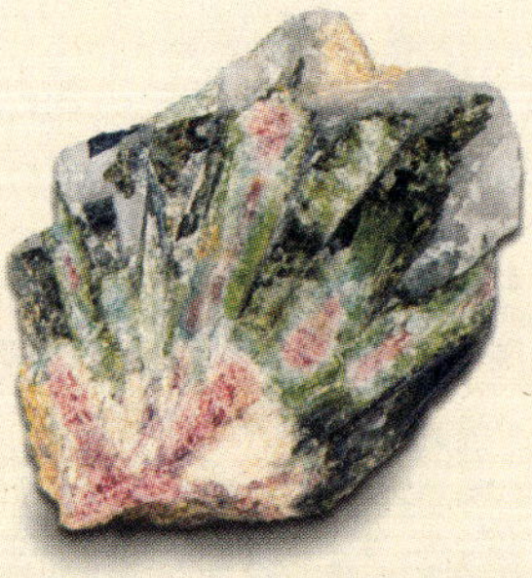

Turmalina verde

Esta turmalina tiene un bonito color verde y se utiliza habitualmente como piedra preciosa en joyería. Además de las piedras pulidas y talladas, se puede encontrar turmalina verde en bruto, que puede estar en piedras pulidas o en puntas con un color verde claro. También se la conoce como verdelita.

Origen:

Afganistán, Australia, Brasil, Mozambique, Sri Lanka, Tanzania y Estados Unidos.

Color:

Verde

Usos principales:

Ayuda a la curación del corazón (emocional y física), promueve la suerte, aumenta la prosperidad, amplifica la energía y la resistencia física y emocional, y mejora las habilidades de jardinería.

Chakra:

Corazón

Colocación:

Coloca esta piedra en tu chakra del corazón. Puedes sostenerla en tu mano receptora (no dominante), usarla en joyas (especialmente collares o pulseras), guardarla en una caja o una caseta de jardín, colocarla al lado de plantas, o llevarla en tu cartera o bolsillo.

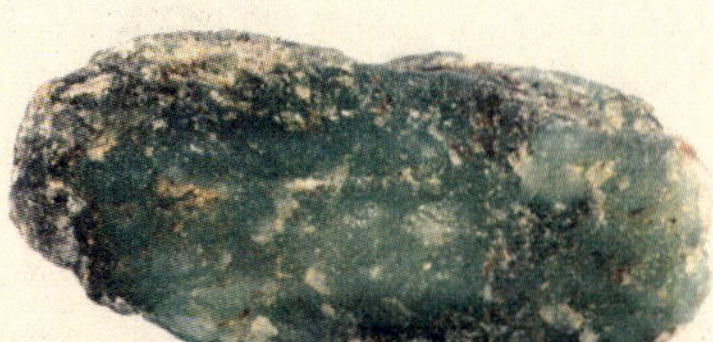

Turquesa

Es una piedra opaca que se presenta en tonos que van del azul al turquesa con vetas oscuras o claras. La turquesa es muy popular en la joyería, especialmente en aquella que se fabrica en el suroeste americano. Muchos fabricantes tiñen la howlita para que se parezca a la turquesa (a veces llamada turquesa howlita), por lo que es importante asegurarse de que se está trabajando con la piedra real.

Origen:

En todo el mundo

Colores:

Azul y turquesa.

Usos principales:

Sirve de puente entre lo espiritual y lo físico, facilita la conexión con el Universo, permite una comunicación honesta y veraz, ayuda a la libre expresión, proporciona fuerza, brinda protección y purifica la energía.

Chakras:

Garganta y tercer ojo.

Colocación:

Coloca este cristal en los chakras correspondientes o en contacto con ellos. Puedes sostenerlo con cualquier mano, mantenerlo en el área donde se practica la meditación, usarlo en cualquier tipo de joyería o llevarlo en tu bolsillo.

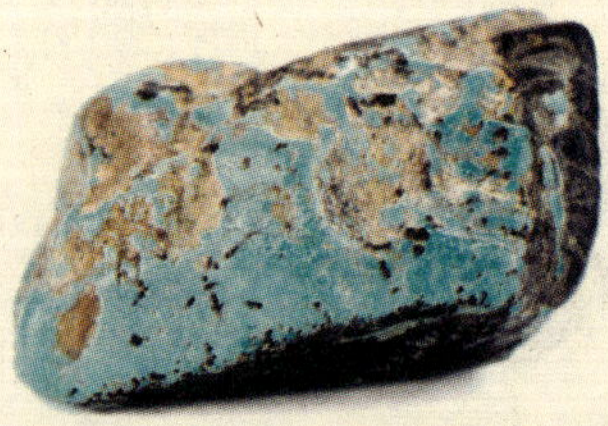

Unakita

La unakita es de color verde musgo con grandes manchas de color rosa melocotón y motas doradas. Es una forma de jaspe. Se la puede encontrar en piedras en bruto o pulidas.

Origen:

Sudáfrica y Estados Unidos

Colores:

Verde musgoso con rosa/melocotón y motas de color verde más oscuro y dorado.

Usos principales:

Promueve el equilibrio emocional, mejora el sueño, combate la adicción y aumenta la fuerza de voluntad.

Colocación:

Coloca esta piedra en los chakras correspondientes. Puedes sostenerla con ambas manos, colocarla debajo de tu almohada o en tu mesita de noche, o llevarla en tu bolsillo.

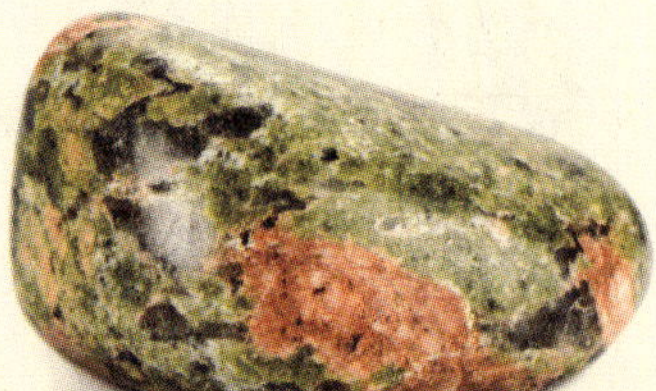

Vanadinita

La vanadinita se forma naturalmente cuando un mineral que contiene plomo se oxida. Esta piedra es de color amarillo, naranja y rojo, y tiene cristales claros en grupos. Los cristales de colores brillantes son transparentes y bastante pequeños.

Origen:

Marruecos y Estados Unidos.

Colores:

Amarillo, naranja y rojo.

Usos principales:

Aumenta la creatividad y la motivación, estimula la acción, y proporciona la estimulación mental y la acción.

Chakra:

Sacro

Colocación:

Coloca la vanadinita directamente en tu chakra sacro. Pégala en la parte inferior de una silla o ponla en el escritorio que está en el espacio de trabajo creativo. Puedes colocarla bajo tu colchón o almohada o en tu mesita de noche para despertarte renovado y recargado de energía.

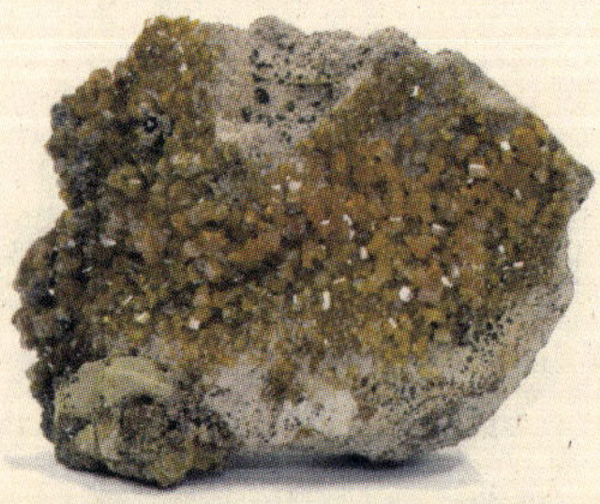

Zafiro

El zafiro es una forma del mineral corindón (que también es el mineral de los rubíes). Es muy duro y su tiempo de vida es muy largo. El zafiro se presenta en muchos colores, aunque el más reconocido es el zafiro azul. Estas piedras pueden tener diversos colores y sus propiedades varían dependiendo de ello. El zafiro azul abre el tercer ojo y ayuda a la conexión con el ser superior. El zafiro verde despierta la sabiduría. El zafiro naranja estimula la creatividad. El zafiro amarillo fomenta la prosperidad.

Origen:

Australia, Brasil, República Checa, India, Kenia, Myanmar y Sri Lanka.

Colores:

Azul, verde, naranja y amarillo.

Usos principales:

Mejora la concentración, proporciona energía que calma, ayuda a la comunicación con el ser superior, despierta la intuición y facilita la conexión con lo Divino.

Chakras:

Todos los chakras, dependiendo del color.

Colocación:

Coloca esta piedra en cualquier chakra o en contacto con alguno. Puedes sostenla con ambas manos, usarla en cualquier tipo de joyería, o llevarla en tu bolsillo o cartera para la prosperidad.

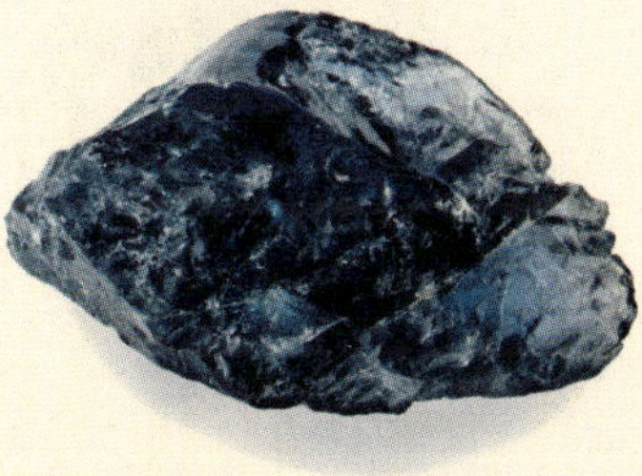

Zircón

Esta gema semipreciosa se presenta en color azul, amarillo, rojo, marrón o transparente. Mucha gente la confunde con el circonio cúbico, pero no son lo mismo. El zircón es un mineral natural con propiedades metafísicas, mientras que el circonio cúbico es un material sintético sin propiedades metafísicas.

Origen:

Australia, Camboya, Canadá, Oriente Medio, Myanmar, Sri Lanka y Tanzania.

Colores:

Amarillo y azul (otros colores son probablemente tratados térmicamente).

Usos principales:

Mejora el amor propio y la comunicación con el ser superior, apoya el crecimiento espiritual, ayuda a la intuición, y amplifica la energía espiritual y Divina.

Chakras:

Corona, tercer ojo y garganta.

Colocación:

Coloca esta piedra sobre los chakras correspondientes o en contacto con ellos. Puedes ubicarla en el área de meditación, usarla en joyas (especialmente, collares o pendientes) o llevarla en el bolsillo de tu camisa.

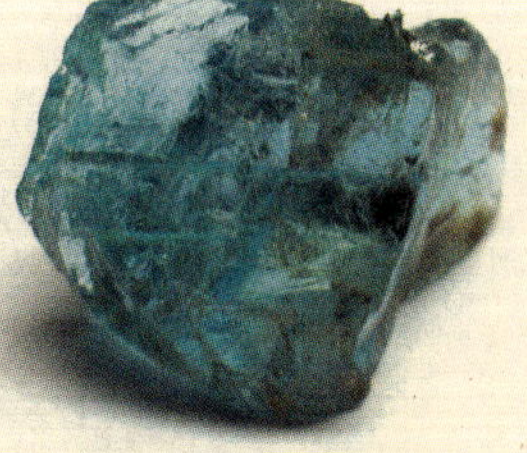

Zoisita

Muchas piedras preciosas, como la tanzanita y la thulita, son formas de zoisita, pero aquí me estoy refiriendo a la zoisita verde. El color va del verde claro al verde oscuro y puede encontrarse de forma natural junto a la fucsita. La zoisita tiene pequeños trozos brillantes en toda la roca y es una piedra opaca.

Origen:

Austria, Camboya, India, Kenia, Madagascar, Rusia, Sri Lanka y Tanzania.

Color:

Verde

Usos principales:

Abre el corazón, fortalece las relaciones amorosas, estimula la acción y combate la pereza.

Chakra:

Corazón

Colocación:

Coloca esta piedra en tu chakra del corazón o en contacto con él. Puedes sostenerla con ambas manos, usarla en collares o llevarla en el bolsillo de tu camisa.

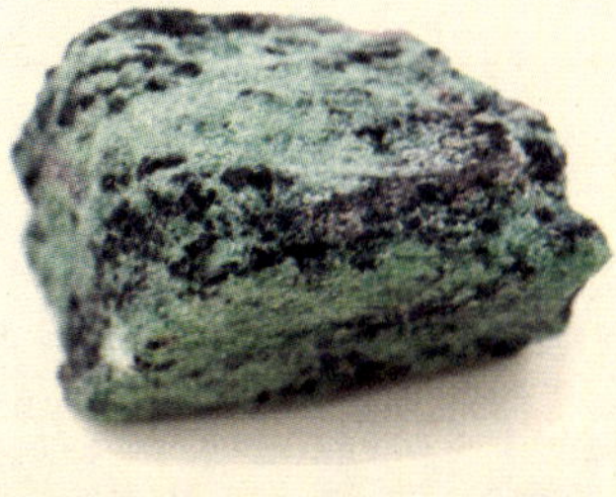

Glosario

Afirmación: afirmación positiva que haces como forma de meditación sobre algo que te gustaría ver en tu vida. La afirmación se hace como si el objetivo ya se hubiera alcanzado. Por ejemplo, «Estoy sano, feliz y próspero». Ver también «Mantra».

Amor incondicional: amor espiritual puro que existe sin condiciones de ningún tipo, independientemente del comportamiento o las acciones de los demás.

Aura: parte de la anatomía energética. La energía espiritual que rodea el cuerpo y que contiene información energética sobre la persona como ser emocional, físico y espiritual.

Camino: tu camino —denominado en este libro como «camino del espíritu», «camino de la vida» y «camino del alma»— es el camino que sigues en esta Tierra, que incluye las lecciones que necesitas aprender, el karma que intentas equilibrar a través de tus acciones y reacciones, las personas que necesitas conocer, entre otras cosas.

Carga: método de impartir energía a los cristales para que funcionen en su nivel vibratorio más alto cuando los utilices, normalmente se hace después de la limpieza o con cristales nuevos.

Chakra: vórtice energético del cuerpo. Los siete chakras principales (ver la ilustración de la página 27) tienen colores específicos y propiedades físicas, energéticas y espirituales asociados a ellos.

Chamán, trabajo chamánico: persona capaz de trabajar con los espíritus y lo espiritual. El trabajo chamánico consiste en trabajar con los espíritus para eliminar la negatividad y aumentar la energía/espíritus positivos.

Conciencia superior: la conciencia del propio ser superior, en la que se puede acceder a la conciencia Divina y universal de la que derivan todas las cosas. La meditación es uno de los métodos por los que la gente busca alcanzar la conciencia superior.

Conexión a tierra: forma en la que un individuo se conecta con la tierra con el fin de mantener el equilibrio entre sus aspectos físicos, mentales, emocionales y espirituales.

Divino: otra palabra para designar a Dios, la Fuente, la conciencia superior o cualquier inteligencia innata que uno crea que existe en el Universo.

Energía psíquica: cualquier tipo de energía no medible actualmente por instrumentos científicos, incluyendo la intuición, la percepción extrasensorial (PES), la clarividencia, la psicoquinesis y la curación.

Fuerza vital: la energía Divina, como el *prana* o el *Chi*, que anima a todos los seres vivos.

Guía espiritual: un ser de conciencia superior que existe para ayudarte en tu camino, a menudo apareciendo a través de sueños, inspiración e intuición.

Intuición: información recibida de una fuente de conciencia superior o del yo superior a través del chakra del tercer ojo.

Ley de la atracción: principio espiritual que afirma que las personas atraen del Universo lo que piensan, dicen, hacen y hacia lo que dirigen su energía, ya sea positiva o negativa.

Limpieza: método de limpieza de la energía acumulada en los cristales, que suele realizarse con agua salada, intención energética o sosteniendo sahumerios (*smudging*).

Mano que da: en el trabajo energético, esta es la mano que comparte la energía y la curación con los demás. Es la mano dominante, generalmente con la que la persona escribe.

Mano que recibe: en el trabajo de sanación, es la mano a través de la cual se recibe la energía. Esta es la mano no dominante, generalmente aquella con la que la persona no escribe.

Mantra: en este libro, es una declaración afirmativa que se centra en un resultado o estado de ser positivo deseado, o un reconocimiento y gratitud por lo que es.

Meditación con mantras: forma de meditación en la que el practicante se sienta en silencio y canta un mantra (en voz alta o para sí mismo) para mantener la mente centrada y crear energía positiva.

Meditación de atención plena: una forma de meditación en la que el practicante se sienta en silencio y deja que surjan los pensamientos, primero los observa y luego los libera por completo.

Meditación en movimiento: forma de meditación en la que el practicante realiza movimientos repetitivos, como caminar lentamente, para mantener la mente concentrada y despejada.

Meridiano: vía energética que recorre el cuerpo. El cuerpo humano tiene doce meridianos, cada uno de ellos asociado a diferentes órganos.

Numerología: rama del conocimiento que trata sobre el significado metafísico de los números.

Piedra de la preocupación: piedra lisa y plana que se frota con el pulgar para aliviar el estrés o la tensión o para transmitir la energía de la piedra.

Presente: el momento del ahora. Mantener la atención en el ahora (enfoque en el tiempo presente) alivia las preocupaciones por el pasado y el futuro y aumenta la gratitud y el aprecio.

Programación: método para impartir energía hacia los cristales, normalmente se realiza a través de la meditación o la transferencia de energía, para que el cristal cumpla el propósito previsto. Suele realizarse después de la limpieza y la carga.

Reiki: forma de curación energética que recurre a la energía universal para impartir la curación, ya sea a través de las manos o de la aplicación mental de la energía.

Rincón de la prosperidad: concepto del feng shui. Es una zona de la casa que atrae la abundancia y la prosperidad. El rincón de la prosperidad se encuentra en la esquina izquierda más alejada de la casa cuando se mira hacia el interior.

Ser superior: la parte de un individuo que está en contacto con el camino de su espíritu, lo que le permite acceder a la conciencia superior; otros términos pueden incluir «Espíritu» o «alma superior».

Trabajo energético/sanación energética: trabajo con la energía espiritual para provocar cambios físicos, espirituales, emocionales, mentales o la curación. La curación con cristales es una forma de curación energética.

Visualización: acto meditativo en el que el practicante crea imágenes mentales o cuadros, con la intención de manifestar su experiencia en la realidad.

Recursos

Sitios web

crystalcure.ca

Un sitio web comercial con una gama de cristales y productos, así como información sobre el uso de los cristales y sus propiedades.

Etsy.com

Un sitio web de comercio con una gama de cristales, cuentas de cristal y joyas disponibles de vendedores individuales.

Healingcrystals.com

Un sitio web comercial con una gama de cristales y productos, así como maravillosos artículos sobre los cristales. Las personas que dirigen este sitio web, que son expertas en la materia, sugieren soluciones para la curación con cristales y responden a preguntas sobre los mismos.

Healing-crystals-for-you.com

Un sitio web informativo que ofrece información completa sobre los cristales, incluyendo listados de cristales de la A a la Z, junto con sus propiedades curativas y metafísicas.

Myss.com

El sitio web oficial de la autora y médica intuitiva Caroline Myss. En este sitio web, en la sección de recursos gratuitos, se incluye una detallada animación flash llamada «Chakras: your energetic Being», que describe el sistema de chakras y los problemas asociados a cada uno de ellos.

Libros

Además de los libros enumerados en la sección «Referencias» (ver página 311), considera los siguientes:

The chakra bible de Patricia Mercier (Sterling, 2007)

Habla de los chakras, su sintonización, su funcionamiento, etcétera.

Cristal healing de Judy Hall (Godsfield, 2010)

Proporciona recetas de curación con cristales y meditaciones para la curación.

Crystal therapy por Doreen Virtue y Judith Lukomski (Hay House, 2005)

Proporciona información sobre la curación con cristales.

The reiki bible de Eleanor McKenzie (Sterling, 2009)

Cubre los fundamentos de las técnicas de curación con energía reiki.

The subtle body por Cyndi Dale (Sounds True, 2009)

Una enciclopedia de la anatomía de la energía, que cubre los chakras, las auras, los meridianos, y cómo la anatomía energética de las personas interactúa con su cuerpo físico.

Referencias

Libros

Gauding, Madonna. *The meditation bible. The definitive guide to meditation for every purpose.* Nueva York: Sterling, 2005.

Hall, Judy. *The crystal bible.* Blue Ash, OH: Walking Stick Press, 2003.

Hall, Judy. *Crystal prescriptions: the A-Z guide to over 1,200 symptoms and their healing crystals.* Poole, UK: John Hunt Publishing, 2014.

Hall, Judy. *The encyclopedia of crystals.* Gloucester, MA: Fair Winds Press, 2013.

Myss, Caroline. *Anatomy of the spirit. The seven stage of power and healing.* Nueva York: Harmony, 1996.

Myss, Caroline. *Why people don't heal and how they can.* Nueva York: Harmony, 1998.

Permutt, Philip. *The crystal healer. Crystal prescriptions that will change your life forever.* Londres: CICO Books, 2007.

Simmons, Robert. *Stones of the new consciousness. Healing, awakening, and co-creating with crystals, minerals and gems.* Berkeley, CA: North Atlantic Books, 2009.

Tolle, Eckhart. *The power of now. A guide to spiritual enlightenment.* Novato, CA: New World Library, 1999.

Zuckerman, Desda. *Your sacred anatomy. An owner's guide to the human energy structure.* Novato, CA: Spirit Way Press, 2012.

Sitios web

Enciclopedia Británica. «La relación masa-energía de Einstein: Física». Consultado el 21 de julio de 2015. https://www.britannica.com/science/E-mc2-equation

Sociedad Internacional de Gemas (IGS). «¿Qué es un cristal?». Consultado el 21 de julio de 2015. www.gemsociety.org/article/crystal/

El Centro de la Cábala. «El Zohar para la curación». Consultado el 20 de agosto de 2015. https://kabbalahyzohar.wordpress.com

McCartney, Francesca. «La revista de la Academia: una breve historia de la medicina energética». Academia de Medicina de la Intuición. Consultado el 21 de julio de 2015. https://intuition-medicine.org/?s=+Francesca+McCartney

McLeod, Saul. «La jerarquía de necesidades de Maslow». Simplemente Psicología. 17 de septiembre de 2007, actualizado en 2014. Consultado el 21 de julio de 2015. www.simplypsychology.org/maslow.html

Biblioteca de la sabiduría. «Los siete factores de la iluminación». Consultado el 20 de agosto de 2015. www.wisdomlib.org/definition/siete-factores-de-la-iluminación/index.html

Textos sagrados

La Biblia. Nueva versión internacional. Londres: Hodder & Stoughton, 2007.

La Santa Biblia. Versión estándar inglesa. Wheaton, IL: Crossway Bibles, 2011.

El Corán. Traducido por N. J. Dawood. Nueva York: Penguin Classics, 2015.

Yajur Veda. Traducción auténtica al inglés. Traducido por Tulsi Ram. Nueva Delhi, India: Agniveer, 2013.

Índice analítico

A

D